Histoire de la dentisterie vétérinaire

Médecine à travers les siècles

Collection dirigée par le Docteur Xavier Riaud

L'objectif de cette collection est de constituer « une histoire grand public » de la médecine ainsi que de ses acteurs plus ou moins connus, de l'Antiquité à nos jours.
Si elle se veut un hommage à ceux qui ont contribué au progrès de l'humanité, elle ne néglige pas pour autant les zones d'ombre ou les dérives de la science médicale.
C'est en ce sens que – conformément à ce que devrait être l'enseignement de l'histoire –, elle ambitionne une « vision globale » et non partielle ou partiale comme cela est trop souvent le cas.

Dernières parutions

Xavier RIAUD, *Histoires de l'art dentaire*, 2025.
Patrick Albert POGNANT, *René Crevel. À poumons perdus*, 2025.
Georges TRAVERT, Aleksander EDELMAN, et Isabelle SERMET-GAUDELUS, *La fatalité de la mucoviscidose sera-t-elle vaincue ? Histoire et succès*, 2024.
Patrice PINET, *Christoph Wilhelm Hufeland, hygiéniste, professeur de médecine et premier médecin à la cour de Prusse. 1762-1836*, 2024.
Françoise GUILLON-METZ, *Des diabétiques célèbres. De l'Antiquité à nos jours*, 2024.
Xavier RIAUD, *Expérimentations nazies bucco-dentaires. Éthique médicale et histoire*, 2024.
Mathilde HAGELSTEIN, *Henri Petit, dentiste nancéien pendant la Grande Guerre*, 2024.
Michel A. GERMAIN, *Cancers et reconstructions médico-chirurgicales à travers les siècles*, 2024.
Xavier RIAUD, *Cowboys, Indiens et... dentistes. Une autre façon de voir le Far West*, 2024.
Patrick Albert POGNANT, *Joë Bousquet. Histoire d'un calvaire médical*, 2024.
Patrick Albert POGNANT, *Antonin Artaud. La mise en échec de la médecine*, 2024.

Xavier Riaud

Histoire de la dentisterie vétérinaire

Préface du Pr Michel A. Germain

L'Harmattan

5-7, rue de l'Ecole-Polytechnique, 75005 Paris
http://www.editions-harmattan.fr
ISBN : 978-2-336-51751-3
EAN : 9782336517513

À ma femme…

PRÉFACE

La chacone de la partita numéro deux de Jean Sébastien Bach s'écoute religieusement pour son final. Mais, regardons au-delà du phrasé de la mélodie. Le délié technique de la main illumine le moment musical et s'allie au sublime de ces dernières notes.

En musique, peinture et sculpture, les capacités extraordinaires de la main humaine sous le contrôle et la domination du cerveau font notre admiration. La main qui prie ou qui fait l'aumône, celle qui prête serment, celle qui montre, qui explore, celle qui travaille, celle qui caresse ou celle qui joue d'un instrument est une merveille.

Merveille également est cette main du dentiste appliquée dans son geste thérapeutique et, ce, depuis la plus haute Antiquité. Main douée de surcroit d'intelligence tactile, sensitive, diagnostique indispensable à l'art, ô combien compliqué, de la dentisterie vétérinaire. Il est d'ailleurs enthousiasmant qu'un ouvrage soit consacré à l'histoire de la dentisterie vétérinaire dans ses multiples aspects, car son étude est le but de cet ouvrage, à la fois très original et complet de mon ami le Docteur Xavier Riaud, chirurgien-dentiste de l'homme.

De par sa carrière et de par ses nombreux travaux sur la dentisterie humaine, il a conduit ses réflexions sur de nombreux sujets concernant la dentisterie vétérinaire et son environnement, complétant les cours d'hippiatrie de Willliam Youatt ou ceux de Claude Bourgelat, avec le plan du bâtiment du couvent des Deux-Amants à Lyon, et le schéma du squelette de cheval.

Xavier Riaud impressionne par l'œuvre qui est la sienne. Il s'imposait qu'il ajoute un livre nouveau à ses écrits : un qui s'attache à la dentisterie vétérinaire. C'est ainsi chose faite.

Qui découvre-t-on ?

Un soin particulier est apporté au rappel anatomique et fonctionnel de la dentition du cheval.
Puis, détaillant toutes les époques, il nous fait voyager depuis l'Antiquité des soins dentaires vétérinaires 3 200 ans av. J.-C., jusqu'à nos jours. En passant par le Moyen Âge et son meulage des incisives, la Renaissance et ses burins, Buffalo Bill et son dentiste équin, les créations des écoles vétérinaires (en 1762, pour celle de Lyon et en 1766, pour celle d'Alfort). Sans compter les progrès technologiques incessants… Notamment depuis 1945, période d'apparition de l'équitation sportive et de loisir, l'examen dentaire des chevaux est plus soigné et détaillé. L'instrumentation dentaire rotative devient plus puissante et les sédatifs plus efficaces. La datation de l'âge des chevaux, grâce aux radiographies intrabuccales, est réalisable dès 1999. L'intérêt se porte aussi sur les petits mammifères de compagnie. N'oublions pas le schéma dentaire selon Triadan qui développe un système dentaire fondamental.
Par son caractère très complet, le travail effectué par Xavier Riaud embrasse l'ensemble de la dentisterie vétérinaire dans le cadre de son utilisation spécifique et technique. Pour rendre plus facile l'exploration du livre, le Dr Xavier Riaud expose avec détails tous les aspects de la dentisterie vétérinaire dans la perspective de son rôle dans la vie courante en développant ses aspects physiopathologiques. Les principales techniques chirurgicales sont évoquées. Les exigences multiples de ces gestes dans l'emploi de la dentisterie vétérinaire permettent de mieux intégrer leurs différentes utilisations.
Le Docteur Xavier Riaud insiste sur la primauté des procédés de restauration de la fonction, ce qui n'exclut pas la reconstruction de l'anatomie. Il décrit aussi le rôle de la dentition. Un sujet, essentiel à nos yeux, très peu évoqué habituellement est abordé : les gestes barbares très souvent inutiles imposés en dentisterie aux chevaux. Notre ami auteur s'intéresse aussi à l'avenir des soins en dentition vétérinaire

Revenons à notre main initiale : quel sera désormais son rôle dans l'évolution de la dentisterie vétérinaire et de l'expansion de certaines techniques ? Les télémanipulateurs, les robots, la réalité augmentée, l'intelligence artificielle feront-ils une concurrence ou un complément redoutablement efficace ? Seul l'avenir nous le dira. Il est intéressant d'essayer d'entrevoir comment la main s'adaptera à ces nouvelles conditions. Ce n'est pas, et de loin, le propos le plus évident. Mais, la plasticité et la capacité d'adaptation de la dentisterie vétérinaire sauront résoudre cette belle équation !
Pour finir, l'ouvrage du Dr Xavier Riaud est passionnant à plus d'un titre. Écrit de façon simple et accessible, il mérite plus qu'une lecture attentive. Avec bonheur, fourmillent des détails saisissants sur la dentisterie vétérinaire. Le Dr Xavier Riaud en rappelle certains aspects et les illustre par des photos marquantes : les instruments dont le davier à molaires de Günther, le davier de Liautard, les écarteurs de bouche de Hinebauch, les soins dentaires sur cheval, la fraise à pédale de Merillat.
Trois annexes précises dont la morsure de lion célèbre qui a permis d'identifier un personnage célèbre et une grande première à travers l'enquête scientifique après l'attentat contre Bonaparte en 1800, résolu grâce au portrait-robot du cheval tirant la bombe.
Ce superbe ouvrage sera lu avec délectation par tous les vétérinaires et par les amateurs de chevaux !

Pr Michel A. Germain
Professeur des Universités Paris Cité
Membre des Académies nationales de Chirurgie, de Médecine et de l'Académie Vétérinaire de France.

Avant-propos

À l'aide d'archives, de témoignages et de travaux multiséculaires, un portrait-robot non exhaustif de l'histoire de la dentisterie vétérinaire peut être dressé. Ce faisant, ses innovations de l'Antiquité à nos jours, de même que ses acteurs principaux, ont pu être ainsi mis en évidence. La domestication du cheval a entraîné la permanence des soins, l'homme ayant rapidement compris qu'il fallait prendre soin de son animal et le maintenir en bonne santé. Aussi, ce dernier s'est-il toujours évertué à chercher des moyens, des techniques pour soulager et guérir les animaux qui l'accompagnent. Pour cela, il a fabriqué des instruments. L'engouement que connaît la dentisterie vétérinaire depuis l'Antiquité ne prend pourtant un envol véritable que sur la deuxième partie du XXe siècle : création d'écoles, de diplômes et obtention d'un statut délivré, en France, par le ministère de l'Agriculture en 2011. Entre ces deux périodes, il aura fallu des siècles de réflexion pour qu'aboutisse une idée fondamentale : soigner et guérir un animal de ses problèmes dentaires pour améliorer son bien-être, et donc ses performances sportives, agricoles, etc.

Cette discipline est au croisement de deux mondes, de deux arts, l'art dentaire et l'art vétérinaire, qui semblent antinomiques et qui, bien que délaissées longtemps et bien que des traces de cette pratique aient été retrouvées près de 600 ans avant notre ère, ne se sont finalement trouvé l'un et l'autre que très récemment (Debard, 2013).

Aujourd'hui, l'histoire de la chirurgie dentaire chez l'homme est bien documentée. Qu'en est-il de la chirurgie dentaire chez les animaux ? Quid de ses acteurs et de ses techniques ? Si des soins dentaires ont été découverts dans la Préhistoire, qu'en est-il de ceux chez les animaux ? Autant de questions qui méritent indéniablement une réponse et auxquelles je vais essayer de répondre modestement.

À l'exception des humains, les chevaux ont longtemps été les seuls animaux qui ont bénéficié de soins bucco-dentaires. Or, depuis la seconde moitié du XXe siècle, la dentisterie vétérinaire s'est élargie à d'autres espèces comme les chiens et autres animaux de compagnie.
Ce projet littéraire trouve son origine dans les candidatures que j'ai entreprises, à partir de 2017, pour devenir membre de l'Académie vétérinaire de France. Elles connaîtront l'échec. Michel A. Germain a parrainé chacune d'entre elles. Il m'a donc semblé légitime qu'il assure la préface de cet opus.
Toutefois, j'ai eu l'insigne honneur de faire une communication[1] à l'Académie vétérinaire de France qui accueillait, ce jour-là, ses membres dans les locaux de l'Académie nationale de médecine et d'écrire un article pour son bulletin[2].

---

[1] Riaud Xavier, « *Histoire de la dentisterie vétérinaire* », Académie vétérinaire de France, Paris, 22 juin 2017.
[2] Riaud Xavier, « Une histoire de l'Odontologie vétérinaire », in *Bulletin Académie vétérinaire de France*, juillet 2017 ; 170(4) : 1-7.

ARCHÉOLOGIE

Le California Institute of Technology, plus communément appelé Caltech, est parvenu, à partir d'isotopes en provenance de dents de dinosaures, à déterminer leur température corporelle aussi précisément que si elle avait été recueillie avec un thermomètre rectal. Ainsi, le brachiosaure aurait eu une température de 38,2 °C et le camarasaure, de 35,7 °C (Lewino, 2011).

***

« L'analyse du rapport isotopique en strontium ($^{87}Sr/^{86}Sr$) de l'émail dentaire pour explorer l'origine géographique et la mobilité des vertébrés actuels et passés n'est plus à démontrer. Les variations isotopiques du paysage sont associées à l'âge et à la composition chimique du substrat géologique sous-jacent et se transmettent sans modification aux plantes et aux animaux le long de la chaîne trophique. Le $^{87}Sr/^{86}Sr$ de l'émail dentaire des vertébrés enregistre donc la valeur substrat géologique au moment de sa minéralisation et détient un enregistrement temporel qui peut être documenté par un échantillonnage séquentiel le long de l'axe de croissance de la dent (...) (Lazzerini et al., 2021). »

« Les chercheurs ont mené un travail de terrain détaillé auprès de plusieurs familles d'éleveurs nomades de l'Altaï mongol et réalisé un suivi GPS des déplacements de leurs troupeaux pendant trois années consécutives. Ils ont ensuite combiné ces données géolocalisées avec une analyse isotopique fine des dents des mêmes individus par ablation laser (LA-MC-ICP-MS) afin de générer des séries temporelles intra-dentaires à haute résolution. Ce travail a fourni un jeu de données uniques et inédites permettant d'étudier la mobilité

des animaux avec un niveau de détail jusqu'ici inégalé. Les profils isotopiques ont été interprétés grâce à une carte isotopique locale générée à partir de l'analyse de plantes géolocalisées. Les résultats montrent de manière impressionnante comment des histoires migratoires continues et pluriannuelles d'animaux domestiques peuvent être reconstruites. Cette variabilité isotopique des pâturages à une petite échelle spatiale doit être prise en compte dans les études de mobilité réalisées dans les zones montagneuses et où la géologie peut être complexe. Ce travail a une portée considérable pour de nombreuses disciplines intéressées par l'utilisation des rapports isotopiques en strontium des dents pour établir la provenance géographique (...) (Lazzerini et al., 2021). »

***

Les scientifiques de l'Institut Max Planck en Allemagne ont trouvé la plus ancienne preuve de soins dentaires vétérinaires connue à ce jour en Mongolie. L'archéologue William Taylor et son équipe ont démontré, en analysant des crânes de chevaux issus de tombeaux des steppes mongoles, que des soins dentaires ont été effectués, il y a de cela 3 200 ans avant J.-C. Ils ont découvert par ailleurs que les éleveurs mongols avulsaient déjà les dents de loup de leurs jeunes chevaux pour faciliter leur conduite à la guerre et éviter des blessures dues aux embouchures métalliques (https://kiliane-dentisterie-equine.com, sans date).

***

Le déterminisme de l'âge des chevaux fossiles peut s'envisager, tout comme chez l'homme, à partir de leurs dents.
« La connaissance de l'âge de la mort des animaux qui proviennent des sites préhistoriques repose encore souvent sur l'étude de l'éruption des dentitions lactéale et définitive et

sur l'examen de l'usure dentaire (la détermination de l'âge par l'étude du degré de soudure des épiphyses étant moins précis), mais il n'est pas raisonnable de se satisfaire des âges bruts obtenus, car ils sont entachés d'erreur et/ou d'imprécisions (Guadelli, 1998). *»*

« À l'heure actuelle selon le dictionnaire encyclopédique et pratique du Cheval de J. Tondra (1979), on distingue 3 types d'âges :

• l'âge réel donné par les papiers d'origine du Cheval,

• l'âge marqué ou commercial résulte de l'examen de la denture. Cet âge doit en principe se rapprocher de l'âge réel, mais il peut arriver que l'écart soit important (1, 2, voire 3 ans),

• l'âge administratif ou conventionnel adopté par les sociétés sportives et par l'armée. Les écarts avec l'âge réel sont parfois importants, J. Tondra faisant remarquer qu'un poulain né en juin est classé cheval d'un an au 1er janvier de l'année suivante, alors qu'il n'a en réalité que 6 mois. Il est bien évident que lorsque nous nous trouvons en présence de restes fossiles, seul l'âge marqué ou commercial est celui qui prévaut, ce qui, malheureusement, induit une source d'erreur (Guadelli, 1998). *»*

« Si on en croit les nombreux traités anciens d'hippologie comme par exemple ceux de Bourgelat (1808) ou de Vallon (1863), la détermination de l'âge des chevaux est très importante, car "...elle amène à juger, par induction, du temps pendant lequel le Cheval est apte à rendre des services, et toute erreur commise à ce sujet peut avoir des conséquences fâcheuses...", qu'il s'agisse de l'utilisation qu'on veut faire de l'animal, de la nourriture ou des soins à leur prodiguer puisque les chevaux ne sont pas soumis aux mêmes traitements selon leur âge (Vallon, op. cit., t.1, p. 541). La détermination de l'âge des Chevaux a été pratiquée de "tous temps", mais Bourgelat signale déjà au début du XIXe siècle qu'il va simplifier "autant qu'il sera possible, cette matière

obscurcie par la manière dont elle a été traitée par tous les auteurs" (Bourgelat, 1808, p. 88). Toutefois après les travaux de ce dernier publiés dès le milieu du XVIIIe siècle jusqu'à ceux de Pessina (1831) et de Girard (1834), rappelés entre autres par Vallon (1863) et
Goubaux et Barrier (1884), on n'avait pas de notion exacte sur l'âge des sujets que jusqu'à 8 ans, après quoi on se contentait de dire que le Cheval était hors d'âge (Guadelli, 1998). »

« La reconnaissance de l'âge par l'examen de l'usure des incisives se heurte aussi au problème des anomalies morphologiques des éléments constitutifs de la dent. (...) Seules la présence et l'usure des incisives inférieures ont été prises en compte par les hippologistes et les hippiatres pour établir des périodes ou stades destinés à connaître l'âge de l'animal. Ces études sont anciennes, mais elles sont toujours d'actualité. (...)
Mis à part A. Goubaux et G. Barrier (1884) et M. Dupont (1893) qui ne retiennent que 5 périodes ou stades d'usure des incisives, la plupart des auteurs anciens en ont retenu 7 (par exemple F. Villeroy (1856-1857), A. Vallon (1863), Ch. Cornevin et F.-X. Lesbre (1894),...) (...).
On ne peut aisément déterminer l'âge du cheval que de la naissance à huit ans. De huit à douze ans, on rencontre déjà de sérieux problèmes et, après douze ans, seule une très longue pratique permet de pallier, dans une certaine mesure, les très grandes difficultés pour reconnaître l'âge (Vallon, 1863). (Guadelli, 1998) *(...). »*

« - <u>Stade 1</u> : 6 jours-10 mois. Éruption des incisives et des dents jugales caduques et de la 1re molaire définitive.
• 6-8 jours : sortie des M.
• 30-40 jours : sortie des i2, D2, D3, D4.
• 6-10 mois : sortie des i3.
•• 6 mois : sortie de la dent de loup (quand elle existe).
• 10 mois : sortie de M1.
- <u>Stade 2</u> : 10 mois-25 mois. Rasement des dents caduques. Le cornet a disparu sur M à 10 mois, sur i2 à 15-24 mois, sur i3

à 15-24 mois. Après 2 ans, les incisives lactéales tombent. Entre 20 et 26 mois : sortie des M2 supérieures et inférieures.

- Stade 3 : 2,5 ans-5 ans. Éruption des incisives définitives.

• 2,5-3 ans : sortie des I1, P2 inférieures, supérieures, P3 inférieures.

• 3-4 ans : sortie des P3 supérieures (3-3,5 ans), I2, P4 inférieures (3,5-4 ans).

• 3,5-4 ans : sortie des M3 (40-50 mois), P4 supérieures (45-50 mois).

• 4,5-5 ans : sortie des I3 (Guadelli, 1998).

• A 4,5 ans environ, les dents jugales sont en place et, de même, à 5 ans, toutes les incisives définitives. Les canines, lorsqu'elles existent, sortent à des âges variés entre 3,5 et 5 ans.

- Stade 4 : 5 ans-8 ans. Usure des remplaçantes.

• 5 ans : Coins au niveau des mitoyennes. Bord antérieur des mitoyennes légèrement usé, pinces presque entièrement rasées.

• 6 ans : nivellement des pinces, rasement presque complet des mitoyennes, rasement complet des pinces.

• 7 ans : rasement complet des pinces et des mitoyennes.

• 8 ans : rasement de toutes les dents. Le fond du cornet et l'étoile dentaire apparaissent.

- Stade 5 : 9 ans-21 ans et plus. Malgré la grande difficulté à déterminer l'âge en estimant le degré d'usure, cette période peut se subdiviser en 3 "sous-stades". Pour les dents jugales, on assiste à une simplification de la table dentaire pouvant aller, sur les dents très usées, jusqu'à la disparition des cônes(ides) et des fossettes, l'usure atteignant les racines.

• Stade 5a : 9 ans-12 ans. La table des incisives inférieures devient ovale puis ronde. Le cul-de-sac (fond) du cornet disparaît vers 1 2 ans.

• 9 ans : les pinces s'arrondissent, l'ovale des mitoyennes et des coins se rétrécit. L'émail central se rapproche du bord lingual. Les pinces supérieures sont rasées.

• 10 ans : les mitoyennes s'arrondissent, les coins sont ovales. L'émail central est très près du bord vestibulaire.

• 11 ans : les coins s'arrondissent, l'émail central n'apparaît plus qu'en un point très étroit près du bord vestibulaire.

• 12 ans : rondeur parfaite de toutes les incisives inférieures, disparition de l'émail central qui est remplacé au milieu de la surface occlusale par l'étoile radicale. Le cul-de-sac du cornet persiste à la mâchoire supérieure.

• Stade 5b : 13 ans-17 ans. Triangularité successive des incisives inférieures et disparition également successive du cul-de-sac de la cavité dentaire dans les incisives supérieures (Guadelli, 1998).

• 13 ans : les pinces deviennent triangulaires. L'émail central a disparu dans les coins supérieurs.

• 14 ans : les pinces sont triangulaires, les mitoyennes commencent à le devenir. L'émail central diminue dans les pinces supérieures.

• 15 ans : les mitoyennes sont triangulaires.

• 16 ans : toutes les incisives inférieures sont triangulaires. Disparition de l'émail central dans les mitoyennes supérieures.

• 17 ans : toutes les incisives inférieures sont triangulaires (triangle isocèle). Disparition de l'émail central dans les incisives supérieures.

• Stade 5c : 18 ans-21 ans et plus. Biangularité complète ou aplatissement d'un côté à l'autre des incisives inférieures.

• 18 ans : les parties mésiales et distales des pinces s'allongent.

• 19 ans : les pinces inférieures sont aplaties dans le sens mésio-distal.

• 20 ans : les mitoyennes ont la même forme.

• 21 ans et plus : biangularité de toutes les incisives inférieures. Le Cheval est déclaré hors d'âge (Guadelli, 1998). »

***

En 1739, le baron de Longueuil, officier français, découvre, en plein territoire indien, les premiers fossiles de mastodonte. En partance de Montréal et se rendant à La Nouvelle-Orléans, ses éclaireurs indiens trouvent un fémur, une défense et des molaires de ce qu'ils croient être un éléphant. Il a été prouvé depuis que ces ossements appartenaient à un mastodonte américain. Le dernier mastodonte américain a disparu il y a 10 000 ans environ. Le Baron ramène les fossiles ainsi découverts en France en 1740. Ceux-ci sont à la base du *« concept d'espèce fossile »*. En effet, en 1749, Buffon, qui a occupé le poste d'intendant du Jardin du roi de 1739 à 1788, est convaincu par ces ossements de la notion d'espèces fossiles, vestiges d'espèces disparues. En 1752, le géologue Jean-Étienne Guettard est le premier à étudier l'une des fameuses molaires. Il présente un travail à l'Académie des sciences qui paraît en 1756. Il s'interroge sur sa ressemblance avec les dents de même grosseur ramassées en Europe. Il conclut par une simple question : *« De quel animal est-elle ? »* Bientôt, cette dent n'apparaît plus nulle part. Elle demeure part intégrante des collections du Musée de l'Homme. C'est une 3e molaire inférieure. En 1764, Louis Daubenton, qui succède à Buffon au Cabinet du roi, explore l'anatomie des spécimens rapportés des États-Unis. Daubenton affirme que le fémur et la défense seraient ceux d'un éléphant, tandis que les molaires seraient celles d'un hippopotame. Buffon approuve en oubliant sa théorie d'espèce disparue. Daubenton omet la 3e molaire et le travail de Guettard. En 1767 et 1768, Peter Collinson, le naturaliste, et William Hunter, l'anatomiste de la Société royale de Londres, reprennent les recherches précédentes. Hunter exprime clairement son idée d'une espèce perdue. Mais, c'est Buffon, encore lui, à qui revient la paternité du *« concept d'espèce fossile »*. Il a changé d'opinion après examen de molaires de mastodonte découvertes en 1764, dont celles de Collinson. Dans les *Époques de la Nature* (1778), Buffon insiste sur le fait que le fémur et la défense sont ceux

d'un éléphant, les petites molaires, celles d'un hippopotame. Il précise toutefois pour les grandes molaires : *« Je crois donc pouvoir prononcer avec fondement que cette très grande espèce d'animal est perdue. »* En 1806, Georges Cuvier, qui occupe la chaire d'anatomie comparée du Muséum, s'intéresse de près au mastodonte américain. Il dissocie nettement le mastodonte et le mammouth puisqu'il crée lui-même le mot *« mastodonte »*. Cuvier mentionne la dent de Guettard. Il l'a retrouvée dans une collection privée (Mrs Joubert & de Drée), mais ne comprend pas que celle de Guettard et la sienne ne sont qu'une seule et même dent. Ceci explique que cette dent s'est baladée longtemps de main en main, de collection privée en collection privée, avant de rejoindre le Muséum, les autres molaires y étant déjà. Il s'est écoulé 12 ans entre l'arrivée en France de ces vestiges et leur présentation à l'Académie, et 22 ans entre cette arrivée et le premier récit officiel, et détaillé devant cette même Académie. Un délai suffisant pour fausser les récits et égarer les pièces. À cela, s'ajoutent des changements de statut (Cabinet du roi à Muséum), de laboratoire (anatomie comparée à paléontologie) et de bâtiments, ce qui a généré indubitablement des confusions. Si les pièces ont été préservées pour l'essentiel, les étiquettes rattachées à elles ont pu se perdre. Le fémur, quant à lui, est toujours visible à l'entrée de la galerie de paléontologie.
Une dent animale à l'origine de la paléontologie (Riaud, 2022).

ANTIQUITÉ

Dans l'Égypte antique, les sculptures, bas-reliefs et papyrus datés d'environ 1500 ans avant J.-C. donnent la représentation d'individus procédant à des examens de la cavité buccale chez des volailles et du bétail. Le cheval y apparaît sous la XVe et la XVIe dynastie (-1650 à -1550 avant J.-C.), apporté par des envahisseurs venus du Moyen-Orient. Il est représenté tirant un char de combat ou de chasse.

Selon Giffroy (2007), *« La sédentarisation, l'apparition des premiers villages, la conservation des grains en silos, la domestication des végétaux (céréales) et l'invention de la céramique ont été suivies par la domestication des petits ruminants et du porc (entre 7 500 et 7 000 avant J.-C.), puis des bovins (6 500 avant J.-C.). »* Le chien, quant à lui, aurait été domestiqué aux environs de 12 000 ans av. J.-C (Giffroy, 2007).

En Asie, la domestication du cheval commence après celle des autres espèces domestiques. Elle pourrait dater de la fin du Paléolithique supérieur, soit 8000 ans avant notre ère. La première preuve archéologique remonterait à 3500 av. J.-C., dans les steppes du Kazakhstan (Debard, 2013).

En estimant l'âge des chevaux par l'examen de leurs dents, les Chinois sont capables de leur donner une valeur marchande (250 av. J.-C.). Le limage des dents est un procédé usuel qui permet de tromper l'acheteur.

Le plus ancien traité d'équitation vient des Hittites, fervents cavaliers, et s'intitule *L'Art de soigner et d'entraîner des chevaux*. Découvert en 1906, à Hattusha, près d'Ankara en Turquie, il a été écrit par le maître écuyer Kikkuli, 1500 ans avant notre ère. Cet opus développe bien évidemment l'art de monter à cheval, mais il explique également comment bien prendre soin d'un cheval (Debard, 2013).

En Grèce, de -430 à -354 avant J.-C., Xénophon, un disciple de Socrate, écrit un livre référence intitulé *Équitation*. Il s'agit du premier livre sur le dressage du cheval. Il y est notamment fait mention d'un appareil dénommé *machina* en latin. Il s'agit en fait d'un écarteur buccal utilisé pour donner des breuvages médicamenteux ou pour désobstruer l'œsophage en cas d'obstruction. *L'art vétérinaire, étude des chevaux* (430 av. J.-C.) par Simon d'Athènes ou encore *L'histoire des animaux* d'Aristote (333 av. J.-C.) renseignent sur l'âge des chevaux par l'étude de leur denture. Simon s'intéresse à l'âge d'éruption des dents et Aristote, à la maladie parodontale. La dentisterie équine est également évoquée dans *Hippiatrica*, compilation byzantine de textes grecs anciens, parue au Ve et VIe siècle apr. J.-C., entièrement consacrée à la médecine vétérinaire des chevaux. En 400 apr. J.-C., un écrivain romain, Chiron, se préoccupe de la médecine vétérinaire et publie de nombreux ouvrages sur la question : son Livre VI contient des données sur les tumeurs de la mâchoire, la pathologie dentaire et les techniques de réduction des fractures de la mandibule (« les joues enflées, les maladies des dents et comment traiter les fractures de mandibule »). Le Livre VII étudie avec beaucoup de pertinence la dentition du cheval.

L'Art vétérinaire de Végèce, autre écrivain romain, paraît entre 450 et 500 ans apr. J.-C. Végèce décrit l'âge des chevaux par leur denture et, pour une des premières fois, la maladie parodontale. S'inspirant fortement des écrits d'Apsyrtus, chef vétérinaire de l'armée de Constantin le Grand en 333, il est cependant considéré, encore aujourd'hui, comme la référence en matière de science vétérinaire de l'Antiquité. Ses travaux ont été traduits et imprimés en 1528. Il est un des premiers auteurs sur le sujet à l'avoir été (Laignel-Lavastine, 1936-1938-1949).

Un chapitre consacré à la dentisterie équine est objectivable dans le manuscrit *Hippiatrica* rédigé par Hierocles sur ordre de l'empereur Constantin VII entre 350 et 400 apr. J.-C.

« Les Hippiatrica sont constitués par la juxtaposition de textes provenant des hippiatres byzantins. Ils renferment des fragments de dix-sept auteurs. Certains sont largement représentés, alors que le nom des autres n'est sauvé de l'oubli que par un seul article[3]. *» « L'Hippia-trica mentionne, parmi les maladies des premières voies digestives : les accidents de la première et de la seconde dentition, les altérations des dents adultes, les abcès des gencives, la carie du maxillaire, les calculs salivaires, les fistules salivaires consécutives aux abcès ou à une intervention chirurgicale maladroite. La tuméfaction du palais, le lampas*[4]*, fréquent chez les poulains, comporte la saignée au palais ; on prendra soin d'éviter les artères palatines. La parotidite est bien étudiée par Apsyrtos*[5] *(né vers l'an 300 à Clazomènes, il a reçu une instruction médicale très complète, sans doute à Alexandrie, qui, au temps des Ptolémées, était le centre de la culture scientifique. Il était le vétérinaire en chef de l'armée Constantin le Grand) qui insiste sur le danger du débridement des abcès, cause fréquente de fistule salivaire. La fracture d'une branche du maxillaire nécessite l'application d'une gouttière immobilisant les abouts en contact et maintenance en place par bandes pendant quarante jours* (Leclainché, 1955). *»*

---

[3] *Apsyrtos figure dans le recueil pour 121 articles ; Hierocles en fournit 107 ; Théomnestos, 31 ; Pelagonius, 48 ; Anatolius, 10 ; Tiberius, 10 ; Eumèlos, 31 ; Archedemus, 2 ; Hippocrates, 36 ; AEmelius Hispanus, 1 ; Li-torius Beneventus, 1 ; Africanus, 1 ; Didyme, 5 ; Diophanes, 1 ; Pamphile, 1 ; Magon de Carthage, 1.*

[4] Le lampas est une tuméfaction (gonflement, épaisseur) de la muqueuse palatine (palais) en arrière des incisives dont l'épaisseur dépasse momentanément le niveau de la table dentaire. Cette affection est due à l'évolution des incisives chez le jeune cheval (2 ans ½ > 5 ans) ou à une alimentation trop dure pour le cheval adulte.

[5] Hippiatre grec Apsyrtos de Clazomènes, qui a exercé son art au sein de l'armée romaine dans une contrée danubienne entre la seconde moitié du Ier s. apr. J.-C. et le début de l'époque tétrarchique (fin du IIIe s.).

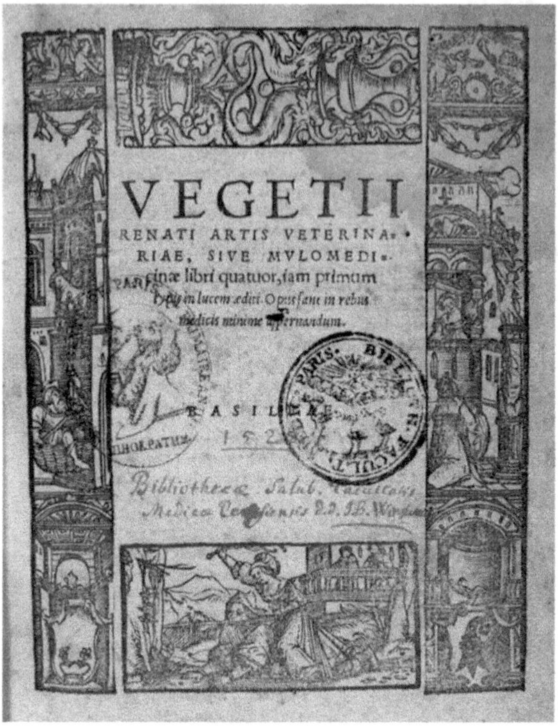
VEGETII
RENATI ARTIS VETERINA-
RIAE, SIVE MVLOMEDI-
cinæ libri quatuor, iam primum
typis in lucem æditi. Opus sane in rebus
medicis minime aspernandum.

BASILEAE

Artis veterinariae, sive mulomedicinae libri quatuor
Bâle : Joan Faber Emmeus, 1528.
VEGETIUS RENATUS, Publius.
(BIU Santé, Paris, CICL08700).

Moyen Âge

L'emploi du cheval à des fins militaires s'accentue tout particulièrement. Le monde arabe considère *Hippiatrica* avec le plus grand intérêt. Ibn al Awam, de Séville, rédige un manuscrit, vers l'an 1000, présentant un chapitre entièrement dévolu à la dentition des chevaux. Abu Bekr ibn Bedr, vers 1200, s'illustre avec le *Kamel es Sanaateïn* connu sous le nom de *Naceri* qui renferme un chapitre complet sur la dentition et les soins dentaires. Ses préceptes portent sur les traitements des gencives enflammées, les onguents pour traiter les périodontites, et exposent les techniques de nivellement et d'extraction dentaire (Chuit, Roy & Martin-Sisteron, 2008). Il présente aussi le dessin d'un écarteur de bouche pour les extractions et d'éventuels limages des molaires. Hassan Ibn al Ahnaf réalise des croquis dans un texte paru en 1209, représentant des extractions dentaires avec des forceps (Debard, 2013).

En Espagne, conquise par les Maures entre 711 et 726, Juan Alvarez Salamiellas, un maréchal du XIVe siècle, traduit 96 chapitres sur les connaissances équines des Arabes en espagnol (circa 1500). Aucun manuel de ce siècle n'égale ce travail. Un autre auteur, Manual Diaz, intendant du roi Alphonse Ier d'Aragon, entreprend l'écriture d'un livre intitulé *Libro de Albeiteria* sur les maladies affectant les chevaux en étant lui aussi influencé par les connaissances arabes. En 1492, la reine Isabelle de Castille met fin à la présence musulmane en Espagne. Consciente de l'atout fondamental que revêt le cheval dans l'art de la guerre, elle consacre une partie de son trésor au développement de la médecine équine. En 1500, elle édicte un décret qui met en place la fonction d'Albietares, ce qui signifie médecin équin, et qui régit l'apprentissage de cette profession (Debard, 2013).

D'une façon générale, les découvertes médicales sont peu nombreuses en Europe. Lorsque la valeur des chevaux augmente sous l'impulsion des classes riches, la nécessité d'avoir des animaux en bonne santé s'impose d'elle-même. Au XIIIe siècle, en Italie, l'empereur Frédéric II du Saint-Empire romain germanique confie à Giordano Rosso et Maître Albrant la charge de superviser la médecine équine. Les deux hommes rapportent leurs expériences personnelles et réalisent une synthèse des prescriptions médicinales arabes qu'ils préconisent, dans une série d'ouvrages qui seront en latin pour ceux écrits par Rosso et en allemand pour ceux d'Albrant. Celui-ci s'attache à expliquer comment on détermine l'âge des chevaux par leurs dents et les plantes médicinales à utiliser pour guérir les blessures muqueuses. En l'an 1250, Jordanus Ruffus, chef vétérinaire de Frédéric II du Saint-Empire, écrit son livre intitulé *Médecine équine*. Cet opus détaille avec précision comment inciser la lèvre des chevaux blessés par leur propre morsure, les procédés afin de réaliser une extraction dentaire et les méthodes de falsification de l'âge des animaux par les propriétaires qui ont recours à un meulage des incisives pour cela. Cette pratique se répand massivement partout en Europe. Pour lui, lorsque le cheval a acquis sa dentition d'adulte, ses quatre canines doivent être arrachées, car elles gênent pour mettre les embouchures. Cette opération présenterait l'avantage d'empêcher le cheval de devenir trop gros et, s'il est indiscipliné, d'apaiser son caractère trop ardent (Chuit, Roy & Martin-Sisteron, 2008). Plus spécifiquement en Angleterre, de nombreux propriétaires peu scrupuleux s'en servent pour augmenter leurs profits (Laignel-Lavastine, 1936-1938-1949).
Laurentius Rusius, dans son ouvrage *La Marescalcia* (1340), étudie, entre autres, les mors et les moyens pouvant résoudre tout vice de bouche que pourrait présenter un cheval (Chuit, Roy & Martin-Sisteron, 2008).

Voulant réformer l'armée qui n'est alors constituée que de soudards, Jean II le Bon (1319-1364), roi de France, publie, le 30 avril 1351, une ordonnance de dix articles intitulée *« Règlement pour les gens de guerre »* s'appuyant sur deux piliers fondamentaux pour l'époque : l'argent et l'honneur. Très vite, Jean II constate que des palefreniers lui vendent plusieurs fois les mêmes chevaux. Il ordonne alors que chaque cheval acheté soit marqué à la cuisse et que chacun soit identifié avec précision : la couleur de la robe, les dents, etc. sont alors répertoriées précisément (Deviosse, 1985 ; Riaud, 2011).

Renaissance

Durant les XVIe, XVIIe et XVIIIe siècles, les soins prodigués aux chevaux sont effectués par les propriétaires, les maréchaux-ferrants ou des dentistes sans aucune formation. Les traitements sont barbares et consécutifs à des superstitions issues de générations passées. En Angleterre plus particulièrement, un écrivain agricole, Anthony Fitzherbert, écrit le *Livre de l'Agriculture* (*The Book of Husbandry*) en 1523. Cet ouvrage phare a ensuite une influence considérable sur les pratiques agricoles anglaises des siècles qui suivront. Il sera à l'origine de superstitions véritables, de nombreuses maladies équines imaginaires, notamment au niveau buccal : les lampas ou les barbes (ou caroncules sublinguales situées de chaque côté du frein de la langue, qui sont l'abouchement des canaux de Wharton reliant les glandes salivaires submandibulaires à la cavité buccale >> responsables à tort des dégoûts du cheval ; elles l'empêcheraient de boire. « *Il faut donc s'en débarrasser* »), ou encore les avives, qu'il qualifie d'inflammations de la glande parotide pouvant empêcher le cheval de boire, voire de respirer (Bordes, 2016). Il préconise d'éliminer ces avives, car elles réduiraient l'espérance de vie des chevaux. Elles étaient « battues ou broyées ».

Il conseille de *« tuer les glandes parotides trop volumineuses avant qu'elles ne mangent les racines des oreilles »*. Il écrit également ce qui pourrait se traduire de la sorte : *« Dans la bouche il y a le lampas, un renflement plein de sang qui pend sous le palais, qui empêche de manger ». Il indique, selon la coutume de l'époque, de brûler au fer rouge ou d'entailler le palais. C'est une pratique, bien que caduque, qui n'est pas encore totalement éradiquée de nos jours, et dans certaines contrées perdurent sous le geste de percer le palais avec de fines aiguilles ou des lames* (Kiliane, sans date). *»*

En Angleterre, en 1566, Thomas Blunderville signale que les chevaux n'ont que 16 dents. Selon lui, seules, les 12 incisives et les 4 canines sont accessibles à l'examen facilement. Il ne pousse pas son auscultation assez loin si bien qu'il ne compte pas les 9 molaires des chevaux. Pourtant, mille ans avant lui, Aristote a dénombré correctement le nombre de dents chez les chevaux (44 selon Aristote). Blunderville préconise aussi que les chevaux avec une petite bouche doivent avoir la commissure des lèvres coupée, puis cautérisée, ceci pour éviter les blessures engendrées par les mors. Il préconise l'extraction des canines (Debard, 2013 ; Kiliane, sans date).
Dans *Le parfait maréchal : bonté, beauté, défauts et maladies des chevaux - Le parfait mareschal, qui enseigne a connoistre la beauté, la bonté, et les defauts des chevaux. Les signes & les causes des maladies : les moyens de les prevenir, leur guerison, & le bon ou mauvais usage de la purgation & de la saignée. La maniere de les conserver dans les voyages, de les nourrir & de les panser selon l'ordre. La ferrure sur les desseins des fers, qui retabliront les méchants pieds, & conserveront les bons. Ensemble un traité du haras, pour élever de beaux & de bons poulains ; & les preceptes pour bien emboucher les chevaux, avec les figures necessaires* (1664), le Français Jacques de Solleysel rapporte une anecdote similaire. En Allemagne, où la pénurie de chevaux de guerre créait une forte demande de chevaux de cinq ans : « *les Maquignons leur arrachaient les dents de lait dès trois ans, pour obliger la nature à pousser les grosses plus tôt [...] pour les faire paraitre de l'âge de quatre et cinq ans* ». Un vieux cheval pouvait aussi être rajeuni par des « contremarques » : la dent est creusée au burin, parfois limée, et teintée à l'encre de Chine ou au soufre brûlé, pour imiter l'aspect des tables ovalaires qui disparaissent progressivement entre six et onze ans. La ruse se reconnaît aux traces de coups de burin et à l'état de l'émail et du reste de la bouche (Solleysel, 1664). Il y mentionne, dans son manuscrit, les

lampas (ou enflure du palais derrière les incisives), les tics de morsure, les surdents et les traitements possibles en cas de bouche blessée (Debard, 2013). Dans une édition datée de 1691 du Parfait maréchal, de Solleysel mentionne de nouveau les lampas (ce fameux renflement de la taille d'une noix qui se situe sur le palais, au regard de la face distale des incisives). Il maintient que ce bourgeonnement est parfaitement sain et lutte pour faire cesser les pratiques de cautérisation à leur égard. Par la suite, d'autres dénoncent l'inutilité de cette intervention et s'opposent aussi à ces pratiques (Kiliane, sans date).

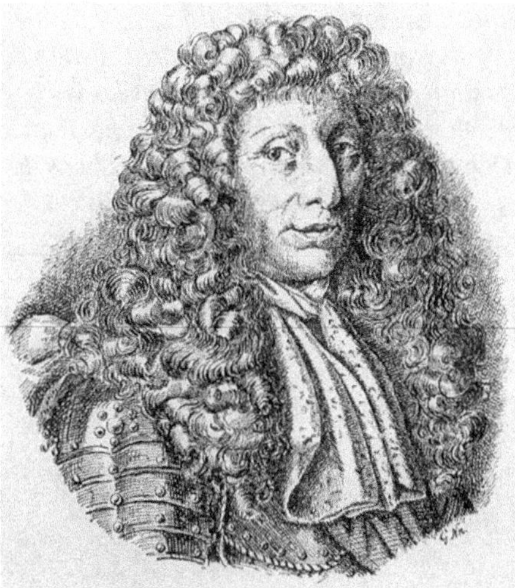

Jacques de Solleysel (1617-1680)
(BIU Santé, Paris).

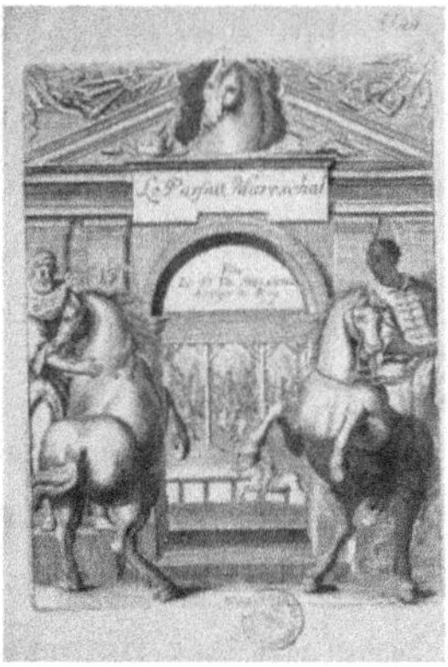

Le parfait maréchal : bonté, beauté, défauts et maladies des chevaux - Le parfait mareschal, qui enseigne a connoistre la beauté, la bonté, et les defauts des chevaux. Les signes & les causes des maladies : les moyens de les prevenir, leur guerison, & le bon ou mauvais usage de la purgation & de la saignée. La maniere de les conserver dans les voyages, de les nourrir & de les panser selon l'ordre. La ferrure sur les desseins des fers, qui retabliront les méchants pieds, & conserveront les bons. Ensemble un traité du haras, pour élever de beaux & de bons poulains ; & les preceptes pour bien emboucher les chevaux, avec les figures necessaires. Nouvelle édition par le sieur de Solleysel,...
À Paris, Chez Jean Mariette, rue Saint Jacques, aux colonnes d'Hercule. MDCCXIII., 1723 (BIU Santé, medpharma_005144x0006).

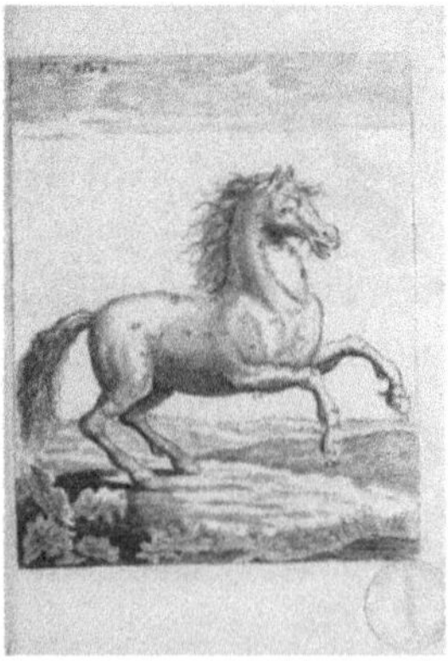

Le Cheval - Le parfait maréchal : bonté, beauté, défauts et maladies des chevaux - Le parfait mareschal, qui enseigne a connoistre la beauté, la

bonté, et les defauts des chevaux. Les signes & les causes des maladies : les moyens de les prevenir, leur guerison, & le bon ou mauvais usage de la purgation & de la saignée. La maniere de les conserver dans les voyages, de les nourrir & de les panser selon l'ordre. La ferrure sur les desseins des fers, qui retabliront les méchants pieds, & conserveront les bons. Ensemble un traité du haras, pour élever de beaux & de bons poulains ; & les preceptes pour bien emboucher les chevaux, avec les figures necessaires. Nouvelle édition par le sieur de Solleysel,...
À Paris, Chez Jean Mariette, rue Saint Jacques, aux colonnes d'Hercule. MDCCXIII., 1723 (BIU Santé, medpharma_005144x0538).

En 1733, La Guérinière continue de procéder à l'ablation des barbes de manière chirurgicale (La Guérinière, 1733). La dent de loup (une prémolaire atrophiée, petite comme une canine, qui pousse juste devant la première prémolaire supérieure, exceptionnellement inférieure entre cinq mois et six ans) n'est pas une anomalie : elle est juste une dent qui ne pousse que chez certains chevaux, qui doit être extraite, car elle est source de douleur pour le cheval lors du port du mors. Or, du Moyen Âge au XIXe siècle, elle est considérée comme responsable de nombreux maux comme la cécité ou la folie, que son ablation permettait de guérir. Malgré l'absence d'élément probant en ce sens, de nombreux écrits recommandent de les enlever. À cette époque les maréchaux-ferrants se servent de marteaux et de burins afin d'éliminer les excroissances dentaires et les arêtes saillantes, qui irritent les muqueuses. Les extractions sont faites avec un long instrument en fer dénommé une clé, sans écarteur de bouche, ce qui engendre de nombreuses fractures de la mandibule, conséquence de la mort des animaux. On commence à dessiner et concevoir des instruments qui permettent les extractions dentaires. La plupart de ces outils (daviers, ciseaux à molaires), seront toujours fabriqués et vendus au XXe siècle (Debard, 2013).
En 1749, Étienne-Guillaume Lafosse, vétérinaire et maréchal des écuries du Roi, se sert d'un trépan pour ouvrir les sinus, afin de traiter ce qu'on appelle la glette, ou inflammation des narines, causée selon lui par les glandes ou parfois suite à des

maladies dentaires. Des instruments sont dessinés et conçus alors qui permettent de faciliter les extractions, notamment des molaires. Ces instruments sont toujours en vente aujourd'hui (Debard, 2013).

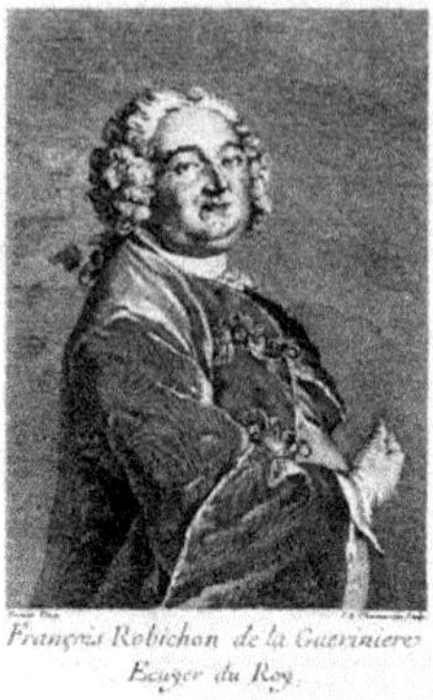

François Robichon de la Guérinière (1688-1751), Écuyer du Roi - La Chronique médicale : revue mensuelle de médecine historique, littéraire & anecdotique, 1923, n° 30. (BIU Santé, Paris, med130381x1923x30x0227).

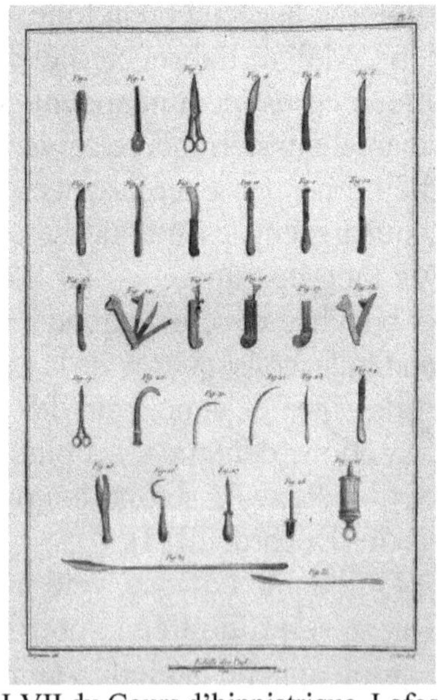

Planche LVII du Cours d'hippiatrique, Lafosse, 1772. (© Bibliothèque de l'École nationale vétérinaire d'Alfort).

Une autre pratique barbare consiste à traiter les lampas. Quasiment tous les auteurs préconisent de cautériser la zone avec un fer chauffé au rouge, de laisser le cheval au repos un jour ou deux, et de recommencer l'opération autant de fois que nécessaire. Jacques de Solleysel, en 1664, est le premier à affirmer que ce bourgeonnement est parfaitement sain. Il luttera pour que cette pratique s'arrête. Mais, ce procédé demeure vivace quand William Percivall écrit, en 1823, à son tour, que le traitement par cautérisation des lampas est « *un stigmate de notre caractère national et une honte pour la science vétérinaire* ». En 1846, William Youatt, un vétérinaire britannique, recommande de ne pratiquer qu'une légère incision, avec une lancette ou un canif, derrière les incisives pour faire disparaître l'inflammation (Debard, 2013). Mais, confronté à l'ampleur de cette pratique, ce n'est pas chose facile de parvenir à changer de mentalité. Youatt constate par la suite que cette inflammation n'est très souvent que la résultante d'un simple changement d'alimentation, en regardant des chevaux qui passent du pré à l'étable, où ils reçoivent du fourrage sec.

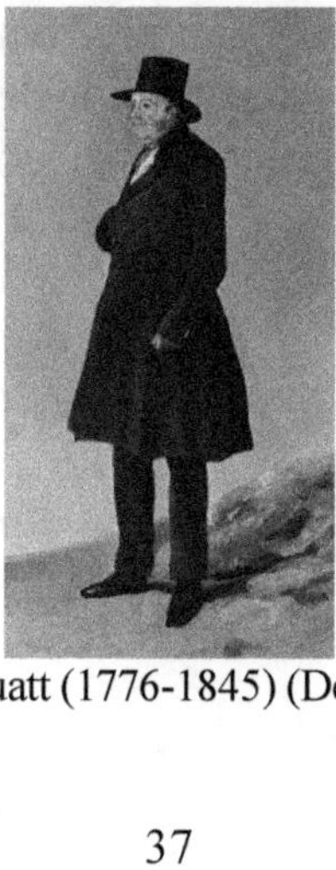

William Youatt (1776-1845) (Debard, 2013).

Malgré tout, si les vétérinaires de l'époque sont informés que la maladie n'est que physiologique, beaucoup renoncent à l'expliquer aux propriétaires et préfèrent « soigner » les animaux moyennant émoluments. En outre, beaucoup de livres contiennent des inepties, en raison d'erreurs de traduction. Martin Boehme, un vétérinaire militaire allemand, est missionné, en 1718, par Jean Georges de Brandebourg pour créer un enseignement de la science vétérinaire moderne par le biais d'universités adaptées. Il serait de plus l'auteur des premiers dessins de nombreux instruments dentaires vétérinaires dans son livre *Ein nett Buch von bewehrter Ross Artzeneyen* (1696) (Debard, 2013).
Pendant le XVIIIe siècle, la science connaît un essor sans précédent. Les premières académies scientifiques, en Europe et en Amérique du Nord, voient le jour (Debard, 2013). De grandes avancées médicales se produisent qui, bien évidemment, ont des répercussions sur l'art vétérinaire. En 1762, la première École vétérinaire est créée à Lyon et la seconde, dès 1766, à Alfort, près de Paris, par le même homme Claude Bourgelat et sur décret royal de Louis XV. La création de ces deux écoles a un retentissement dans toute l'Europe. Les maladies équines constituent les principaux centres d'intérêt des vétérinaires et le cheval est au cœur des guerres qui bouleverseront l'Europe lors de la Révolution française et à l'avènement du Premier Empire. Mais, si l'enseignement vétérinaire progresse à grands pas, la dentisterie ne connaît pas un regain d'intérêt. Les maréchaux-ferrants réalisent toujours la majeure partie des soins (https//:fr.wikipedia.org, 2016).

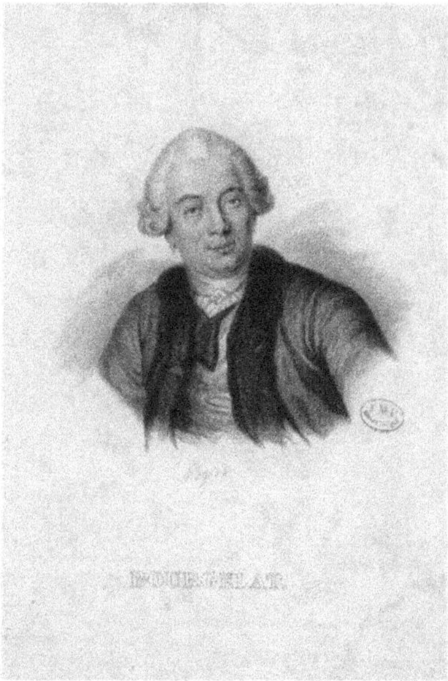

Claude Bourgelat (1712-1779).
(BIU Santé, Paris, CIPB0100).

— « Ne faites jamais rien dont vous puissiez rougir,
Mes enfants, disait-il souvent à ses élèves.
Les remords, dans notre âme, entrent comme des glaives.
Voulez-vous, sous vos toits, attirer le bonheur?
Gardez, comme un trésor, la droiture, l'honneur,
Dont vos Maîtres pour vous ont été des modèles.
Restez, à leur esprit, restez toujours fidèles,
En vous montrant humains, dévoués, généreux,
En faisant, comme au riche, accueil au malheureux.
A des prix modérés cotez vos honoraires;
Pratiquez votre état sans nuire à vos confrères;
Instruisez, conseillez, prodiguez-vous si bien
Que l'on dise de vous: C'est un homme de bien. »

Texte de Jean-Baptiste Goux (1822-1883)
pour l'inauguration de la statue hommage à Claude Bourgelat.

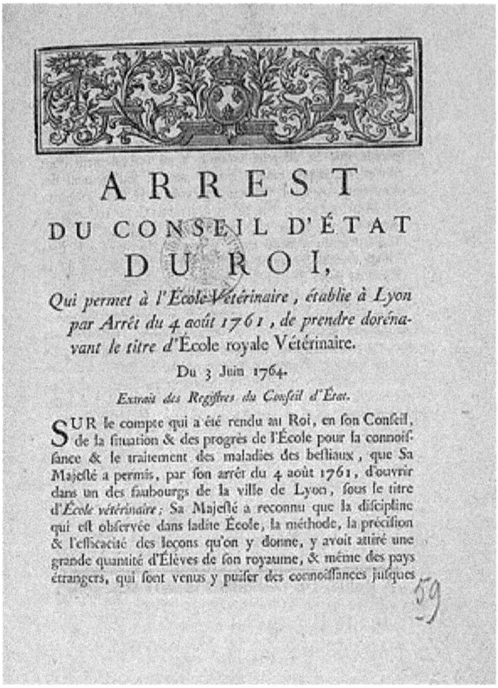

ARREST

DU CONSEIL D'ÉTAT

DU ROI,

*Qui permet à l'École Vétérinaire, établie à Lyon par Arrêt du 4 août 1761, de prendre dorénavant le titre d'*École royale Vétérinaire.

Du 3 Juin 1764.

Extrait des Registres du Conseil d'État.

SUR le compte qui a été rendu au Roi, en son Conseil, de la situation & des progrès de l'École pour la connoissance & le traitement des maladies des bestiaux, que Sa Majesté a permis, par son arrêt du 4 août 1761, d'ouvrir dans un des fauxbourgs de la ville de Lyon, sous le titre d'*École vétérinaire*; Sa Majesté a reconnu que la discipline qui est observée dans ladite École, la méthode, la précision & l'efficacité des leçons qu'on y donne, y avoit attiré une grande quantité d'Élèves de son royaume, & même des pays étrangers, qui sont venus y puiser des connoissances jusques

59

(BIU Santé, Paris).

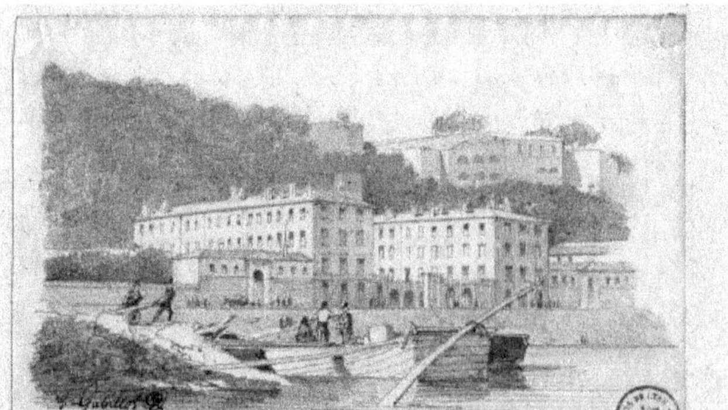

(BIU Santé, Paris)

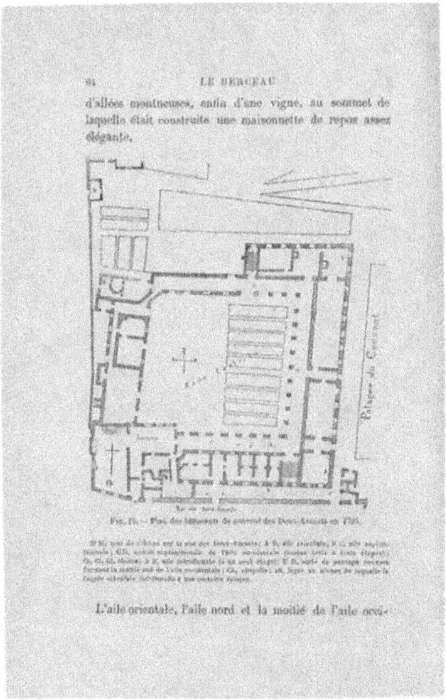

LE BERCEAU

d'allées montueuses, enfin d'une vigne, au sommet de laquelle était construite une maisonnette de repos assez élégante.

L'aile orientale, l'aile nord et la moitié de l'aile occi-

Plan des bâtiments du couvent des Deux-Amants en 1795 -
Le berceau de l'enseignement vétérinaire : création et évolution
de l'École nationale vétérinaire de Lyon (1761-1889)
par M. S. Arloing, directeur de l'école nationale vétérinaire d'Alfort.
(BIU Santé, medextalfo00075x0068).

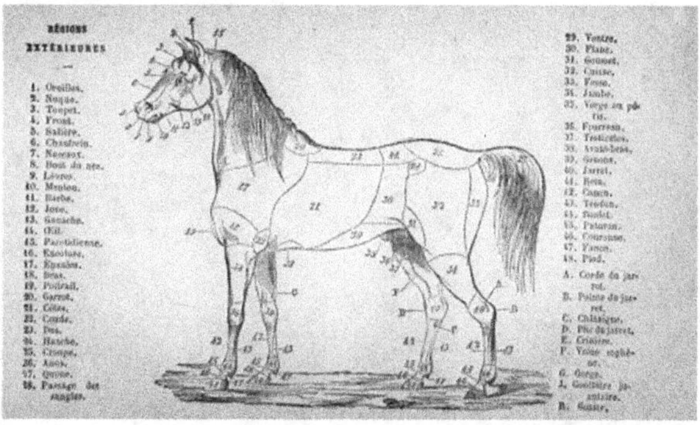

Clément J., sous les auspices de M. Cavalier, Le Vétérinaire,
ouvrage pratique à l'usage des cultivateurs, fermiers habitants des
campagnes, pour le traitement des maladies des bestiaux,
Libraire-éditeur Bernardin-Béchet, Paris, 1870.

XIXᴱ SIÈCLE

En 1802, dans *The Outlines of Veterinary Art*, Delabere Blaine, aux USA, mentionne avec précision la détermination de l'âge des chevaux à partir de l'usure des dents. Il est le premier à signaler que la disparition des marques sur la face occlusale des incisives des chevaux de 3 à 10 ans n'est pas due à l'apposition d'un émail secondaire, mais bien à l'usure progressive de la dent (Blaine, 1802 ; Debard, 2013).

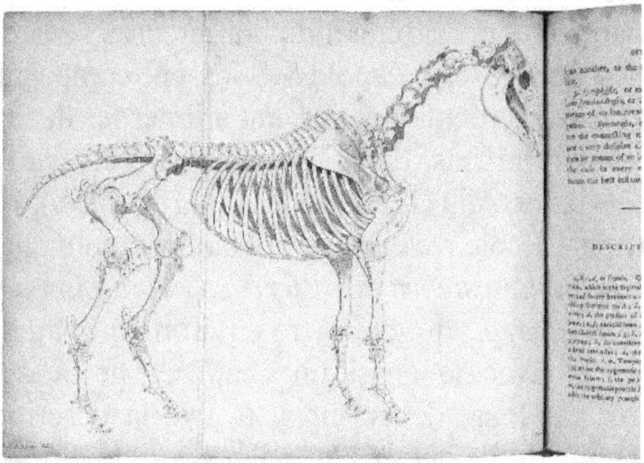

The Outlines of Veterinary Art, Delabere Blaine (1802).

En 1805, le Professeur Havemann, de l'École vétérinaire de Hanovre incise la gencive transversalement à l'apex d'une dent symptomatique, puis la décolle afin de sectionner l'os jusqu'à atteindre la racine de la dent. Il se sert ensuite d'un poinçon en fer pour la sectionner et l'extraire. Il pratique la technique du repoussement. À l'origine de nombreuses fractures de la mandibule et des dents, cette technique est encore utilisée de nos jours afin d'effectuer certaines extractions. Il recommande aussi l'avulsion de toute dent fistuleuse (Debard, 2013).

En 1834, François-Narcisse Girard publie le *Traité de l'âge du cheval*, professeur à Alfort en 1821, aidé par son père, Jean, ancien professeur directeur de l'École nationale vétérinaire d'Alfort. Girard fournit une étude détaillée des moyens aboutissant à une datation précise de l'âge du cheval par les dents, mais il s'intéresse aussi au mouton, au bœuf, au porc et au chien (Girard, 1834).

La mise au point de nouvelles techniques chirurgicales comme le perfectionnement des extractions dentaires, notamment des molaires, nécessite la mise au point de nouveaux instruments. Saisissant cette opportunité, de nombreuses sociétés se développent sur ce créneau. Arnold & Sons, une compagnie anglaise, créent des râpes dentaires, servant à limer les dents, ainsi que d'autres instruments, dans les années 1820. Les Professeurs Günther père et fils (J. H.Friedrich (1794-1858), Karl (1822-1888)) de l'École vétérinaire d'Hanovre publient, en 1859, *Die Beurtheilungslehre des Pferdes* (*Évaluation de l'apprentissage du cheval*) qui consacre environ 164 pages à la seule dentisterie, avec là aussi un chapitre sur la datation des chevaux par leurs dents. On y trouve la description de 36 instruments qu'ils ont mis au point pour la chirurgie dentaire (À eux deux, ils ont conçu de nombreux instruments qui portent leurs noms : pas-d'âne, davier, etc.), un descriptif morphologique de toutes les dents et un écarteur de bouche fonctionnant avec un pas de vis viennent agrémenter cet ouvrage.

Un autre enseignant de l'École vétérinaire de Hanovre, puis de Berlin, le Pr Frick, invente un davier en 1889, en association avec Hauptner, qui porte toujours son nom aujourd'hui. Ce dernier comprend des mors ajustables, à manches que l'on peut maintenir bloqués par un pas de vis avec en prime un support de pièce amovible. Ce modèle a été commercialisé de

1889 à 1970. Il se vend encore actuellement (Laignel-Lavastine, 1936-1938-1949).

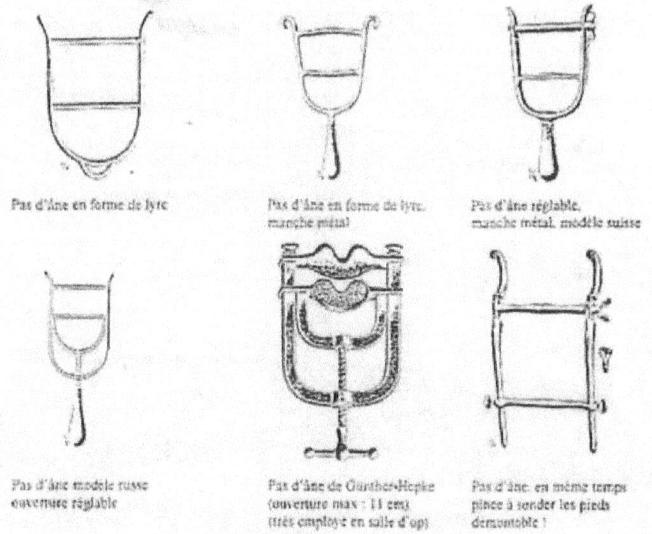

Exemples de pas d'âne - Catalogue Jetter & Scheerer d'instruments chirurgicaux vétérinaires type Aesculap, Tuttlingen, 1926 ; Boyer, 2007.

Aux États-Unis, avec la guerre de Sécession, la médecine vétérinaire connaît un vrai essor. En 1875, la première École vétérinaire y est fondée. La plupart des vétérinaires en exercice sont des Européens qui ont émigré. En 1850, ils sont 46 vétérinaires en exercice, puis 392 en 1860. L'United States Veterinary Medical Association édite sa revue *The American Veterinary Review* en 1877, qui devient le *Journal of the American Veterinary Medical Association* en 1915, la société ayant changé son nom, en 1898, en American Veterinary Medical Association. Son objectif est clairement fixé : concerner et fédérer aussi bien les vétérinaires américains que canadiens. C'est un vétérinaire français, Alexandre François Liautard qui est dénommé par ses confrères américains « Père de la profession vétérinaire aux USA ». Après un passage à Maisons-Alfort, il est diplômé de l'école de Toulouse en 1856. Il s'expatrie 3 ans après aux États-Unis, où il crée l'American Veterinary College (Kiliane, sans date).

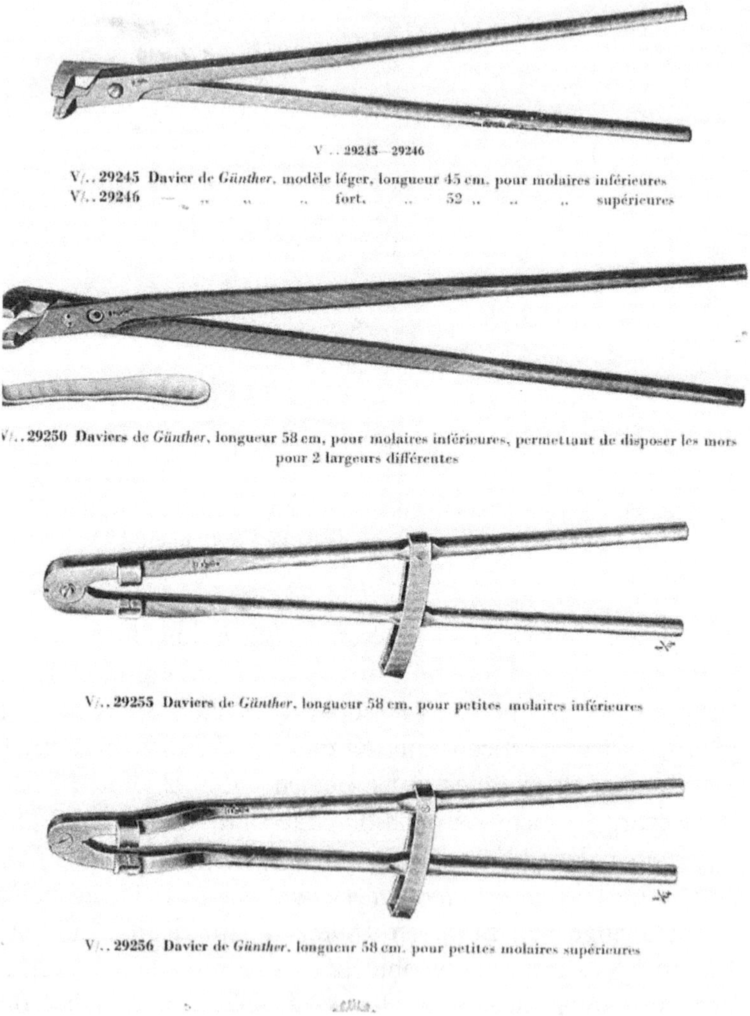

Daviers de Günther – Catalogue Jetter & Scheerer, 1926 ;
Boyer, 2007.

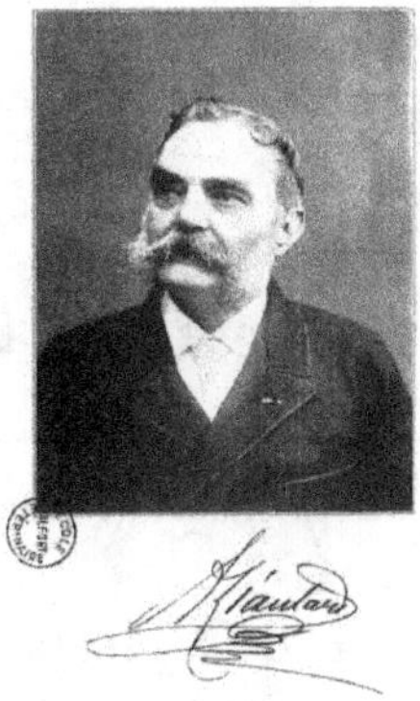

Alexandre LIAUTARD, vers 1900
d'après American Veterinary Review, vol. XXV, July 1901.

Alexandre François Liautard (1835-1918)
(American Veterinary Review, vol. XXV, July 1901).

Robert Jennings, vétérinaire exerçant à Philadelphie, affirme que les caries dentaires existent chez le cheval en 1865. Il en réalise une classification après avoir colligé et étudié 350 dents avec des atteintes carieuses qu'il classe en fonction de leur localisation. Cette classification fait l'objet d'une publication majeure dans la revue *Comparative Medecine*, en 1883, intitulée « Diseases of the Horse Teeth ».

Dans l'Indiana, T. D. Hinebauch, enseignant à l'Université Lafayette, fait paraître un ouvrage *Veterinary Dental Surgery* (1923) qui a été longtemps une solide référence. Anatomie, pathologie et traitements dentaires sont évoqués. Il est le premier à utiliser les fraises des dentistes exerçant chez l'homme. Il en décrit l'usage sur les dents des chevaux. Il préconise l'emploi d'amalgame et de gutta-percha sur des incisives et prémolaires cariées (Debard, 2013). Il décrit également des procédures à mettre en œuvre afin de fraiser les incisives et molaires cariées. Il popularise les instruments de la firme « Sharp & Smith » (Debard, 2013).

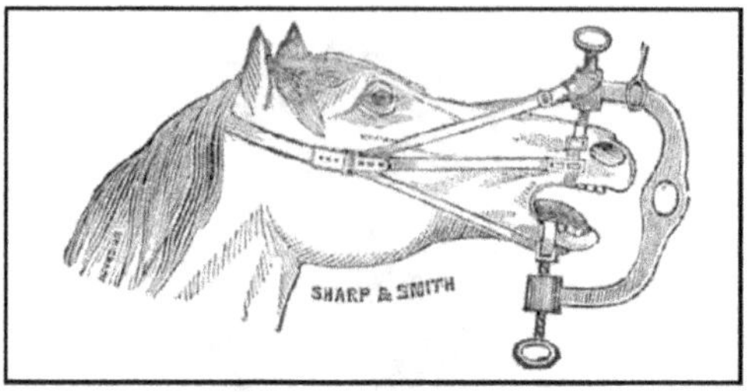

Écarteur de Hinebauch (Debard, 2013).

En 1895, un vétérinaire de Chicago, Herman Haussman, innove avec le premier écarteur de bouche comprenant des mors amovibles adaptés à l'anatomie du cheval (toujours en vigueur de nos jours). En 1901, Gordon MacPherson, vétérinaire à Toronto au Canada, brevète un écarteur de bouche qui obtient un réglage précis de l'ouverture de la bouche grâce à un cliquet. Hermann Haussmann a créé un célèbre pas-d'âne, perfectionné six ans plus tard par J. Gordon McPherson de Toronto. Les améliorations portent sur les plaques dentaires interchangeables. Ce pas-d'âne, mille fois copié, est encore le plus utilisé de nos jours (Chuit, Roy & Martin-Sisteron, 2008).

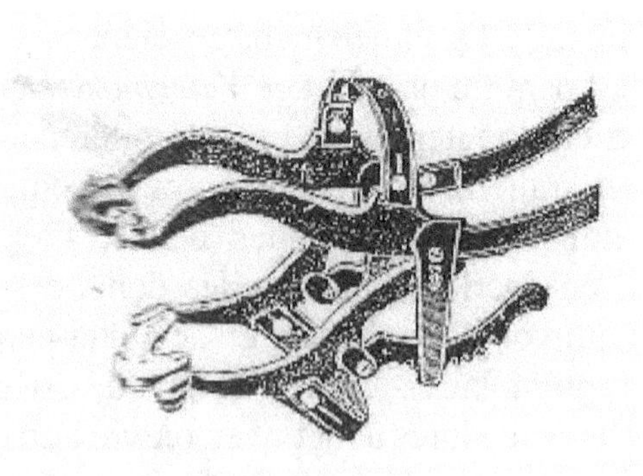

Pas d'âne de Haussmann
(catalogue Jetter & Scheerer, 1926 ; Boyer, 2007).

Edward Mayhew, qui a été un des premiers membres du Collège royal des chirurgiens vétérinaire, au Royaume-Uni, publie en 1848, *The Horse Mouth and Showing the Age by Teeth.* Dans cet ouvrage, de nombreuses gravures en couleur représentent les dents chez des chevaux d'âge variable. Il décrit aussi différentes anomalies d'usure dentaire et comment les corriger à l'aide de ciseaux, et de maillets. En 1862, il publie *The Illustrated Horse Doctor, an accurate and detailled account of the various diseases to which the equine race are subjected,* un ouvrage d'anthologie de 536 pages, qui rassemble l'ensemble des connaissances de son temps sur les pathologies affectant les chevaux. Dans cet opus, 20 pages sont consacrées aux pathologies affectant la bouche. Il aborde les lacérations des commissures, le cas des lampas qu'il qualifie de « maladie imaginaire », les différentes blessures de la mâchoire, notamment celles occasionnées par les mors, les aphtes, les ulcérations de la langue, les pathologies affectant les dents (caries et malpositions) et enfin les blessures des gencives, dues à des soins inappropriés.

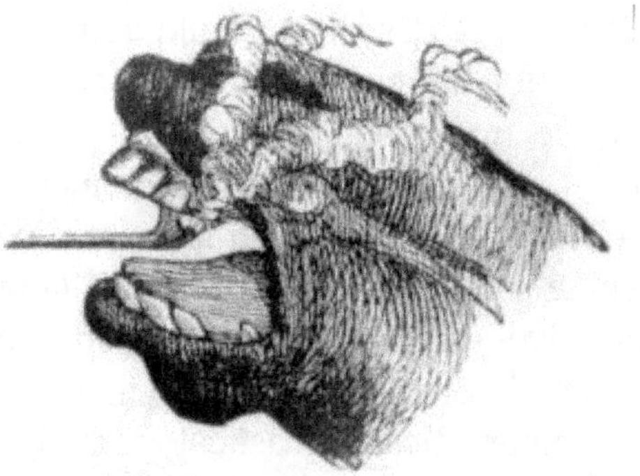

Cautérisation de lampas (Edward Mayhew, 1862).

En 1879, William Clarke publie *Horse Teeth : a treatise on their mode of development, anatomy, microscopy, pathology, and dentistry; comparated with the teeth of many other land*

and marine animals, both living and extinct; with a vocabulary and copious extracts from works of odontologists and veterinarians. Un chapitre entier concerne les kystes dentaires et aux dents surnuméraires. Soixante cas de kystes causés par les dents temporaires y sont décrits. Clarke est le premier à les décrire précisément, mais c'est Mage Grouille en 1811 qui les signale pour la première fois.
En France, Louis A. Merillat, professeur de chirurgie vétérinaire au collège vétérinaire de Chicago et auteur du populaire *Animaux, art dentaire et les maladies de la bouche* ou *Animal Dentistry and Diseases of the Mouth* (1908), apporte une contribution majeure et pionnière dans de nombreuses procédures chirurgicales relatives à la cavité buccale. Son livre englobe toute l'odontostomatologie, pour toute espèce, tout en demeurant axé sur la dentisterie équine. Il a classifié les thérapeutiques dentaires en neuf catégories : le meulage et le polissage des pointes d'émail chez le cheval et le bœuf ; l'ablation des saillies osseuses afin de favoriser la mise en place normale des arcades dentaires chez le cheval, le bœuf et le porc ; le traitement des sinusites et rhinites d'origine dentaire ; l'extraction des dents douloureuses chez tous les animaux ; l'ablation des « tumeurs » dues aux dents chez tous les animaux ; le traitement des stomatites causées par les morsures ou les saillies osseuses ; le traitement des accidents d'éruption, que ce soit des dents temporaires ou permanentes, chez le chien, le chat, le cheval et le bœuf ; la prévention des fausses routes, dues aux irrégularités dentaires chez le cheval ; l'amélioration de la morphologie des incisives chez le cheval afin d'optimiser leur efficacité masticatoire (Laignel-Lavastine, 1936-1938-1949).
The Exterior of the Horse (*De l'extérieur du cheval*) est un ouvrage rédigé en 1892 par Armand Goubaux et Gustave Barrier, professeurs à l'École vétérinaire d'Alfort puis traduit en français par Simon Harger. Dans ce livre de 900 pages, il y

a 360 illustrations dont 120 concernent l'anatomie des dents équines (Debard, 2013).
Dans la seconde édition de 1890, une grande partie est consacrée à la dentition, à l'âge et aux irrégularités dentaires. Elle comporte de splendides dessins de Nicolet (Chuit, Roy & Martin-Sisteron, 2008).
En 1869, J. N Navin s'est intéressé à l'estimation de l'âge des chevaux et a affirmé que la méthode la plus efficace était de se baser sur les dents postérieures, mais leur localisation rend cet examen peu pratique et donc imprécis. C'est aussi à cette époque qu'un autre vétérinaire américain, le professeur Oscar Gleason, a publié une nouvelle méthode de datation sous forme d'un poème *To Tell the Age of Horses* en 1892 (Debard, 2013).

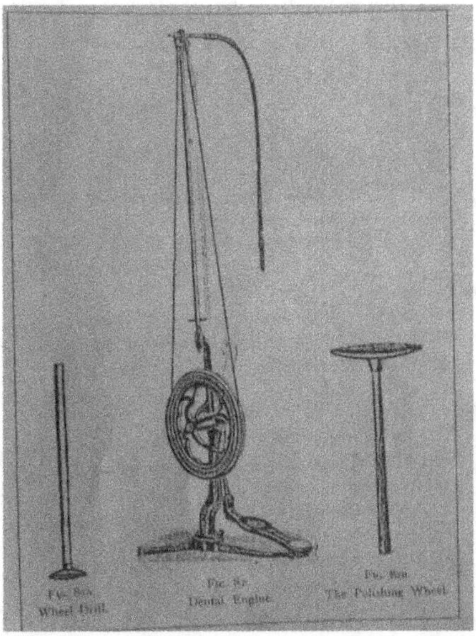

Modèle de fraise à pédale mis au point par Merillat (Debard, 2013).

Frederick Osbourne, aussi connu sous le pseudonyme de Sydney Galvagne, vétérinaire australien, a affirmé pouvoir dater n'importe quel cheval à un an près en étudiant sa dentition. Il a voyagé à travers toute l'Europe et l'Australie de 1880 à 1890. Ses théories sont toujours appliquées de nos jours. Il est avéré désormais que la plupart de son travail n'est qu'un plagiat d'autres auteurs, comme Delabere Blaine et Edward Mayhew notamment (Debard, 2013).

LE DENTISTE ÉQUIN DE BUFFALO BILL

William F. Cody naît le 26 février 1846 à Le Claire dans l'Iowa. Il est soldat pendant la Guerre de Sécession, participe à l'âge de 14 ans aux guerres indiennes comme éclaireur et à la création du Pony Express. Il obtient son surnom en fournissant de la viande de bison à la compagnie de chemin de fer, la Kansas Pacific Railway. Il gagne notamment un duel l'opposant à Bill Comstock. Il tue 69 bisons en une journée pour seulement 48 chez son adversaire. Ils ne les dépècent que du côté qui ne touche pas terre pour ne pas se fatiguer à les retourner.

De 1882 à 1912, il organise et dirige un spectacle populaire, le *Buffalo Bill's Wild West Show*. Une tournée le conduit lui et sa troupe dans toute l'Amérique du Nord et en Europe.

En 1889, il passe en France par Paris, Lyon et Marseille.

En 1905, lors d'une tournée qui a lieu dans plus de cent villes françaises, le spectacle connaît un important succès à Paris. Il se produit au pied de la tour Eiffel devant près de 3 millions de spectateurs.

Il a reçu la Medal of honor. Il meurt le 10 janvier 1917 à Denver dans le Colorado.

Son cheval blanc s'appelle Isham.

Voici un extrait d'un livre de 1929 : *« Ma première expérience concernant la dentisterie équine remonte à mes jeunes années, auprès du grand Buffalo Bill. Le colonel Cody voyageait partout dans le monde avec son Wild Wild West Show et, partout où il se rendait, il emmenait son dentiste équin P. H. Whelan avec lui. Il faisait partie de la compagnie. Mon premier travail dans ce domaine a été de tenir la tête du cheval pendant qu'il opérait. C'est ce qui m'a convaincu de devenir plus tard à mon tour dentiste équin* (Lyon, 1929). *»*

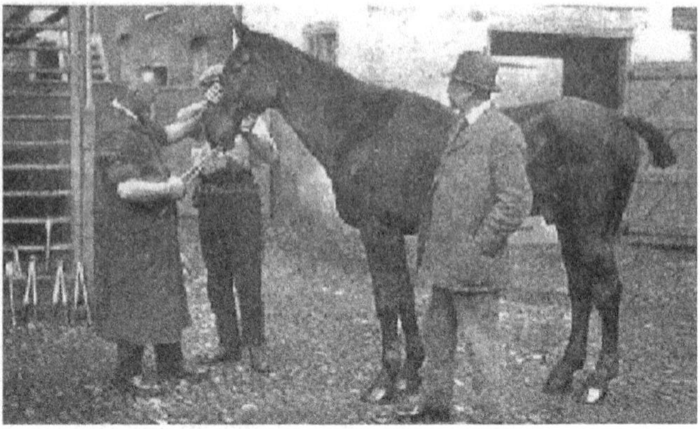

Opération dentaire sur un cheval.
Buffalo Bill à droite sur la photo (Lyon, 1929).

De 1900 à 1945

Un Américain, C. D. House, bien que non vétérinaire, est considéré comme un des fondateurs de la dentisterie vétérinaire nord-américaine. En 1891, un vétérinaire du nom de C. E. Sayre le décrit comme quelqu'un qui bien que non qualifié a grandement contribué à l'amélioration d'opérations réalisées dans la bouche des chevaux et, ce, sans l'aide d'un écarteur de bouche. Il est responsable aussi de l'amélioration de nombreux instruments qui pour la plupart n'ont pas été modifiés depuis leur conception par William Hope en 1596. Cependant, Sayre a souligné aussi le danger revêtu par House, car il attirerait, sans hésitation possible vers la dentisterie équine, d'autres profanes ce qui aura indubitablement des conséquences désastreuses. House est aussi cité en éloge par un vétérinaire célèbre et contemporain : William H. Clarke. Si, dans son premier livre intitulé *Horses' Teeth* publié en 1879, il remet brutalement en cause les compétences de House, il change par la suite de discours à son sujet et mentionne abondamment ses travaux sans tarir de compliments. Grâce à lui, nul n'ignore que House a exercé comme dentiste équin dans le Massachusetts et le Connecticut, et même qu'il finit par obtenir un diplôme de vétérinaire. En effet, entre la première et la troisième édition de son livre (1879-1886), il fait état d'un diplôme universitaire (Graduate degree) obtenu par House.

Toutefois, en l'absence de diplôme véritable, la médecine vétérinaire est victime d'un vrai désintérêt. Ainsi, en 1900, 14 écoles vétérinaires ferment leurs portes aux USA. De 1901 à 1930, d'autres ferment, y compris celle d'État. Cette hémorragie se poursuit jusqu'à la Grande Guerre. Quatorze écoles privées subsistent malgré tout. Les étudiants étant partis combattre, d'autres ferment. En 1921, le pays ne compte plus que trois écoles vétérinaires. Ces écoles formeront 10 000 vétérinaires sur l'ensemble du siècle, mais, chacun avec des diplômes d'inégale valeur : en effet, des écoles délivrent leurs cours par correspondance (Debard, 2013).

Pour ce qui est de la dentisterie vétérinaire, deux écoles en particulier se sont distinguées : The Detroit Veterinary College ouvert en 1905 dont le programme s'est avéré très complet et The Saint Louis College fondé lui aussi en 1905. Malheureusement, ces deux institutions ne résisteront pas à la vague de fermeture des écoles précédemment citée (Debard, 2013).

Pourtant, à l'orée du XXe siècle, la médecine vétérinaire connaît un essor fulgurant aux États-Unis attesté par un plus grand nombre de publications sur la dentisterie vétérinaire que dans le reste du monde.

En 1896, un vétérinaire français, le professeur Alexandre Liautard n'hésite pas à affirmer à propos de House qu'il a causé beaucoup de dommages à la profession. Liautard s'est montré par contre très admiratif du travail du professeur J. A. Ryder, un vétérinaire de New York. Celui-ci s'est intéressé aux chevaux avec des problèmes de serrage des mors. Il constate que les bords antérieurs des deux premières molaires mandibulaires sont usés et abrasés. Il recommande de les meuler de façon oblique, de manière à ce qu'elles ne se touchent plus par la face mésiale, mais par des contacts répartis en V sur la face occlusale. Les résultats se sont révélés si bons qu'il a été sollicité de toute part pour appliquer sa technique à de nombreux chevaux pendant les années qui ont suivi.

En 1900, un autre vétérinaire américain, W. L. Williams, membre de l'Université vétérinaire de New York (The New York Veterinary College), publie *Surgical Operation.* Cet ouvrage recense les traductions en anglais du travail du professeur Pfeiffer de l'université de Berlin et fait la synthèse des connaissances américaines en ce qui concerne les extractions de molaires, l'ouverture par voie chirurgicale et le curetage des sinus maxillaires. En 1906, Williams donne cinq conseils aux propriétaires de chevaux afin de les aider à prévenir tout problème dentaire chez leurs animaux :

- Si l'on s'en réfère à la littérature scientifique, on a davantage publié sur la dentisterie vétérinaire aux États-Unis que dans le reste du monde. Ceci l'amène à recommander la consultation d'un praticien américain plutôt qu'un autre européen.
- La plupart des Écoles vétérinaires aux États-Unis comptent dans leur rang un professeur de dentisterie vétérinaire. Toutefois, les écoles ayant les cursus les plus courts ne peuvent transmettre efficacement ce savoir. Il faut donc se renseigner sur le lieu de formation dudit vétérinaire.
- La consultation des catalogues professionnels révèle que les firmes américaines sont bien plus créatives et prolifiques que les Européennes, ceci s'expliquant par un intérêt plus soutenu des Américains pour la santé de leurs animaux.
- Les vétérinaires américains se sont ainsi autoproclamés experts de la cavité buccale.
- Les propriétaires de chevaux américains, les dresseurs et les garçons d'écurie ont constaté d'expérience que la majeure partie des maladies et des troubles chez les chevaux sont en rapport avec des problèmes buccaux, et donc que la dentisterie vétérinaire ne peut plus être ignorée des praticiens. Elle est primordiale à la connaissance.

La santé équine subira le préjudice de ces idées préconçues pendant de nombreuses années. Elles sont cependant relancées par Louis Merillat dans son livre *Veterinary Military History* en 1935.

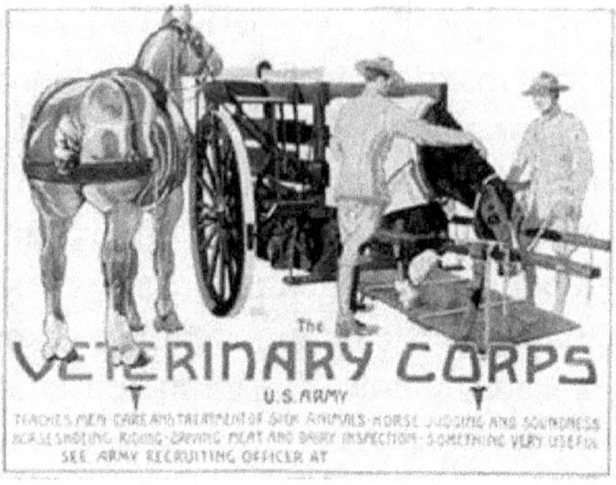

US Army Veterinary Corps, AMEDD Center of History and Heritage.

Il convient de mentionner, en France, également la parution de la bible en deux volumes de Pierre-Juste Cadiot et Jean Almy, tous deux professeurs à Maisons-Alfort. Dans leur troisième édition de 1923, *Traité de thérapeutique chirurgicale des animaux domestiques,* ils abordent les affections dentaires sur 26 pages (Chuit, Roy & Martin-Sisteron, 2008).

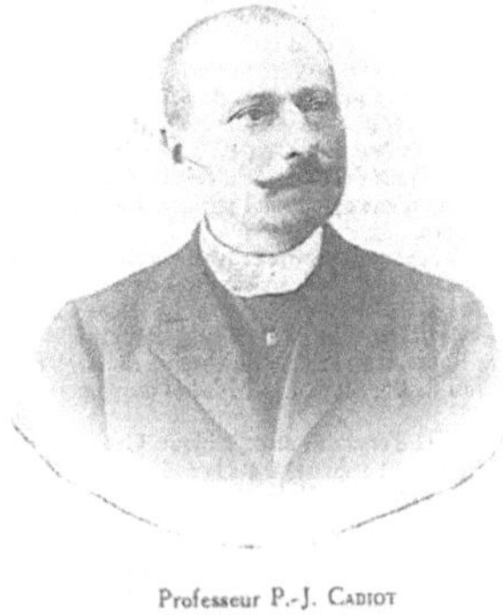

Professeur P.-J. Cadiot
(1858-1934).

Pierre-Juste Cadiot (1858-1934) (Fig. 46),
in *Histoire de l'École d'Alfort*, par MM. A. Railliet,... et L. Moulé,...
Paris : Asselin et Houzeau, 1908.
(BIU Santé, medextalfo00015x0225).

En 1931, Sir Franck Colyer publie un livre intitulé *Abnormal Conditions of the Teeth in Their relationship to Similar Conditions in Man* au Royaume-Uni. En 1936, Colyer est l'auteur d'un ouvrage *Chronic General Peridontitis, and Variations and Diseases of the Teeth of Animals* considéré comme le fondement de la dentisterie vétérinaire moderne. Cet opus présente plus de mille illustrations et photographies des anomalies dentaires dont la plupart concernent les chevaux (Colyer, 1936).
La mécanisation des moyens de transport réduit considérablement les besoins en chevaux. Les vétérinaires se tournent davantage vers le bétail et les autres animaux de compagnie en délaissant quelque peu les chevaux. Progressivement, les chevaux se raréfient dans l'armée américaine et revêtent moins d'intérêt, mais ils demeurent en grand nombre dans l'armée allemande. Les techniques dévolues à la dentisterie vétérinaire s'amplifient en Europe aidées en cela par de nombreuses découvertes médicales qui en révolutionne la chirurgie : la compréhension des bactéries par Pasteur, la découverte de la pénicilline en 1928 par Fleming, l'usage des barbituriques en 1902, la mise au point des embouts d'intubation souples en 1914, l'anesthésie au phénobarbital et au penthal en 1931, et 1934 (Debard, 2013).

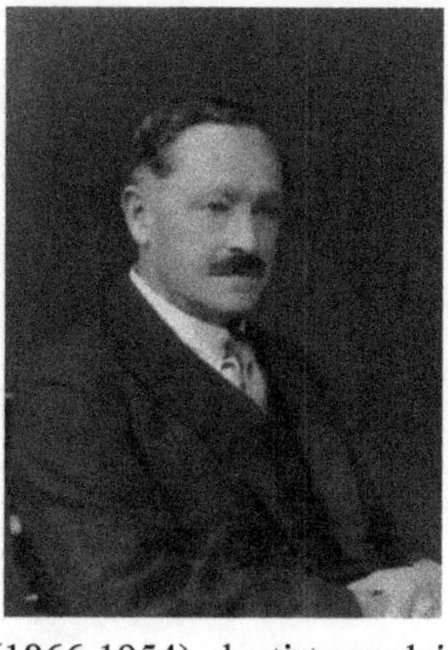

Sir Franck Colyer (1866-1954), dentiste anglais (domaine public).

Le Dr Erwin Becker

Un vétérinaire allemand révolutionne la dentisterie vétérinaire. Le Dr Erwin Becker (1898-1978). Engagé pendant la Première Guerre mondiale, il s'oriente vers la profession de vétérinaire poussé en cela par son oncle. Becker promeut l'importance d'un examen bucco-dentaire complet et systématique. À cette fin, il a confectionné un plateau d'examen spécial qu'il utilise sur les patients de son oncle. En 1937, il élabore un écarteur de bouche comportant des plaques de morsure interchangeables et des barres rondes rembourrées prenant appui sur les incisives, et sur les parties édentées de la mâchoire. Son écarteur amélioré rendra de nombreux services à ses confrères, car, muni d'un système de vissage, il facilite l'ouverture buccale de l'animal qui se fait en force. Becker fabrique des systèmes mécanisés permettant de limer les arcades dentaires. Tout comme chez l'homme, à ces systèmes mécanisés, il associe un système de refroidissement par eau, ce qui permet de protéger la pulpe dentaire des élévations thermiques très nocives, mais, surtout, cela a pu réduire considérablement le temps des interventions.

En 1938, il publie *Zahnbehandlung beim Pferd* (*Les soins dentaires chez les chevaux*). Par ses études, Becker démontre que des chevaux dotés d'arcades dentaires régulières et équilibrées consomment 1,5 kg d'avoine en moins chaque jour que les autres. L'armée allemande économisera ainsi des tonnes d'avoine (Debard, 2013). En effet, une meilleure bouche favorise les économies. Les chevaux assimilent mieux la nourriture et ont donc besoin de quantité moindre. Ainsi, Becker est parvenu, en temps de guerre, à faire diminuer considérablement la ration journalière de plus de 2 millions d'équidés que compte l'armée allemande, de ½ à 1 kg d'avoine par jour.

L'étude le démontrant a été réalisée sur 30 000 chevaux (Kiliane, sans date).

En 1943, Becker tourne un film en noir et blanc de 35 minutes, avec les studios de Badelberg. Ce film *Einmal im Jahr* assure l'éloge de sa meule dentaire électrique Equodent. Il constitue un vrai inventaire de la dentisterie vétérinaire du moment (Debard, 2013 ; Kiliane, sans date). Ayant rejoint l'armée peu avant la Seconde Guerre mondiale, il est affecté au quartier général situé à Salzbury. Il est fait prisonnier par les Américains jusqu'au 16 juin 1945. Captif, il a alors la charge de la formation des élèves vétérinaires officiants dans l'armée américaine.

À la fin du conflit, il revient à Berlin, au centre équestre de la cavalerie américaine, où il continue de délivrer son enseignement jusqu'en 1959. Malgré l'apport considérable d'Erwin Becker, la dentisterie vétérinaire connaît un désintéressement conséquent et véritable (Debard, 2013).

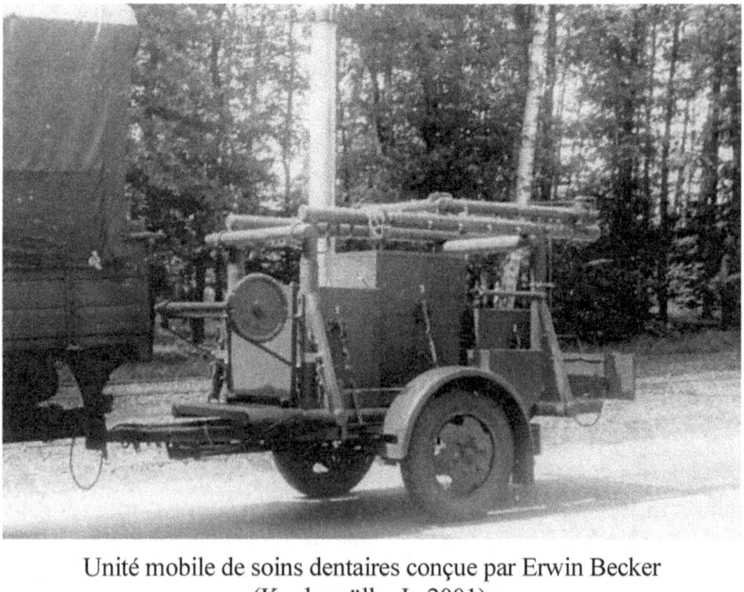

Unité mobile de soins dentaires conçue par Erwin Becker (Kunkemöller I., 2001).

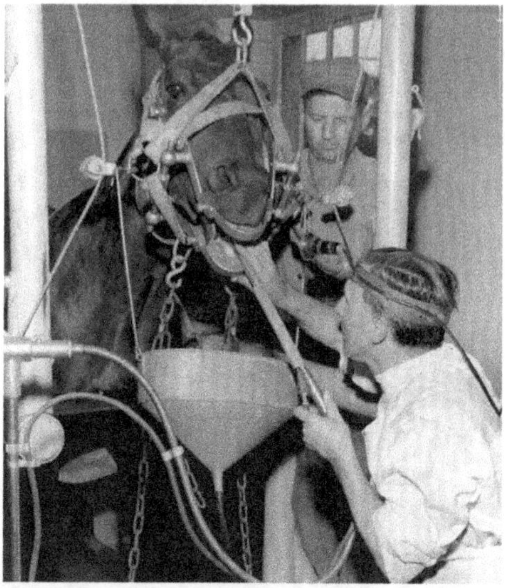

Becker nivelant des tables dentaires avec sa râpe Equodent après la guerre (Kunkemöller I., 2001).

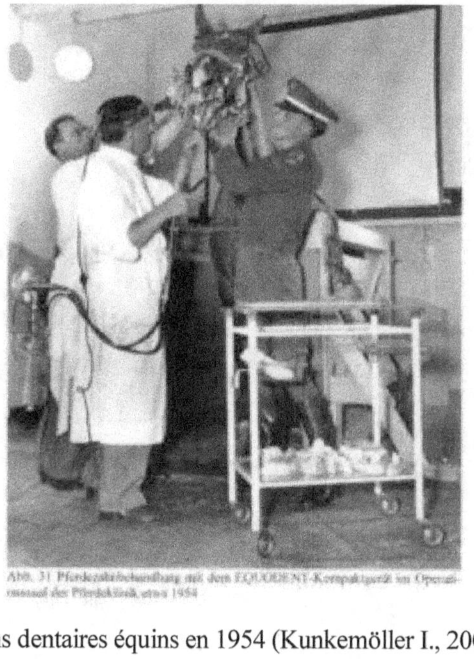

Soins dentaires équins en 1954 (Kunkemöller I., 2001).

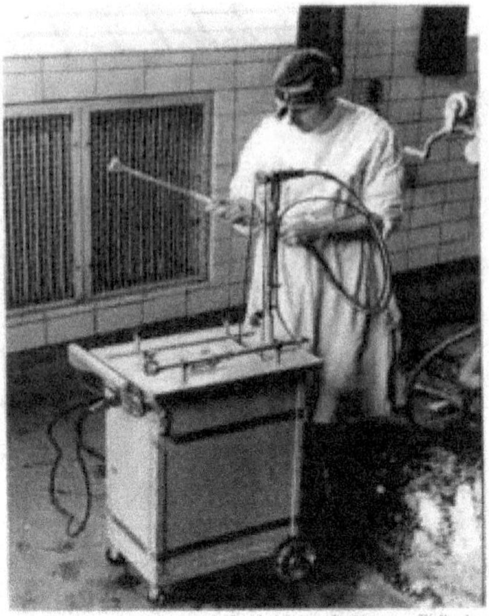

La râpe Equodent (Kunkemöller I., 2001).

DE 1945 À NOS JOURS

Peu de choses à signaler dans l'immédiat après-guerre, si ce n'est un regroupement scientifique des savoirs vétérinaires dans différents pays avec la création d'associations nationales (USA (1954) ; Angleterre (1961)) et l'apparition d'une équitation sportive et de loisir.
En 1952, le Pr Alfred Leuthold (1933-1971) consacre quinze pages sur les affections dentaires des animaux dans son livre *Spezielle Veterinär-Chirurgie* (*Chirurgie vétérinaire spéciale*). Bien que concis, l'auteur cerne parfaitement les besoins de la discipline. Un autre, un Sud-Africain, le Dr Hofmeyer, étudie aussi les caries dentaires chez les animaux domestiques (Debard, 2013).
En 1970, le Pr Hugo Triadan[6], dentiste chez l'homme, crée un enseignement de dentisterie vétérinaire au sein de l'école vétérinaire de Berne, en Suisse. Sa formation constitue le pilier fondateur de la dentisterie moderne chez l'animal, car il en a actualisé tous les protocoles de soins qui font encore référence aujourd'hui.
Les performances des chevaux inquiétant leurs propriétaires, la dentisterie vétérinaire connaît dès lors un regain d'intérêt que rien ne viendra démentir. Les examens dentaires sont plus détaillés, l'instrumentation rotative plus puissante et performante et les sédatifs plus efficaces. Les publications sur la question s'étendent aux petits mammifères et se multiplient partout dans le monde, mais oublient quelque peu les chevaux. Les instruments carbure cèdent la place à une instrumentation acier et la motorisation des pièces à main s'améliore de jour en jour.

[6] Voir chapitre plus loin.

L'instrumentation motorisée connaît trois évolutions essentielles pendant les années 1970-1980 : la mise au point d'instruments rotatifs puissants par le Dr Eisenhut ; le perfectionnement en Argentine par le Dr Estrada d'une pièce à main dont le manche est flexible et la fraise entourée d'un cache de manière à protéger les tissus voisins ; la conception d'une pièce à main dont la vitesse de rotation n'est plus fixe, mais peut être modifiée (Debard, 2013).
Cette période voit également la Société américaine de dentisterie vétérinaire naître en 1976. De même, l'Université américaine de dentisterie vétérinaire en 1987.
La recherche est également florissante. En 1979, Gordon Baker de Glasgow rédige sa thèse de doctorat sur l'anatomie dentaire équine et décrit aussi les pathologies afférentes. Il est le premier à soulever le problème des dents de loup, la nécessité de les enlever, car elles suscitent de fortes douleurs au cheval lorsqu'il porte le mors. En 1989, Lary Moriarty étudie les mouvements en latéralité et en relation centrée de la mandibule équine et soulève la question des troubles occlusaux. De nombreux travaux prolongeront et développeront celui de Moriarty (Debard, 2013). En 1995, l'Université d'Édimbourg par l'entremise du Pr Paddy Discon, réforme la dentisterie vétérinaire que ce dernier estime plus reposer sur des superstitions que sur de véritables connaissances scientifiques (Ex. : nivellement des incisives supérieures, avulsion des dents de loup, etc.).

La datation de l'âge des chevaux qui remonte à l'Antiquité, ses buts et moyens, sont contestés par le Dr Wormley en 1993, puis par les Drs Richardson, Cripps et Lane qui ont démontré tout le superstitieux du procédé (Debard, 2013).
Guadelli (1998) affirme : *« Quoiqu'il en soit, si dans la grande majorité de ces travaux, la détermination de l'âge par l'examen de l'usure dentaire occupe une place de choix, dans la plupart des cas, seules les incisives et éventuellement les*

canines sont étudiées en détail pour la très simple raison que les acheteurs ne faisaient que boucher les chevaux, c'est-à-dire qu'ils soulevaient les lèvres des animaux pour n'examiner que la dentition antérieure. De plus, seules les incisives inférieures sont prises en compte (les différences d'âge obtenues entre les incisives supérieures et inférieures pouvant aller jusqu'à trois ans pour un même sujet !). » Guadelli (1998) ajoute de plus : *« (...) la justesse de la détermination de l'âge des chevaux dépendra de l'expérience de l'examinateur et de sa faculté d'adapter son œil à différents types d'usure. »* Déjà, en 1884, Goubaux et Barrier disaient : *« (...) les caractères de l'âge ne pourront jamais être formulés en règle absolue. Vouloir ériger sur ce point les principes rigoureux serait faire de la systématisation à outrance, et cela, au mépris de l'observation la plus élémentaire. Nous ne donnerons au lecteur que des indications tout à fait générales, et il devra les interpréter en se disant que l'usure de l'appareil dentaire se traduit plutôt de cette façon qu'une autre. »*
Entre 1996 et 1998, des recherches poussées sur l'histologie et l'usure avec le temps des incisives chevalines sont conduites. Depuis Becker en 1938, aucun livre sur la dentisterie chez les chevaux n'était plus paru. C'est chose faite avec l'*Equine dentistry* de Baker et Easley en 1999 (Baker & Easley, 1999). L'imagerie (radiographies intrabuccales, examen tomodensitométrique) révolutionne la discipline, le diagnostic et les traitements qui s'ouvrent à l'orthodontie, la parodontologie, l'endodontie notamment, et permet d'appréhender des choses inaccessibles jusqu'alors.
En 1996, l'American Association of Equine Practitionners est créée, bientôt suivie par celle du Canada et de Grande-Bretagne. Ces associations n'ont de cesse de sensibiliser les propriétaires de chevaux à la nécessité d'une prévention bucco-dentaire équine.
En France, tout le monde peut acheter des écarteurs, des râpes ou des daviers et s'autoproclamer dentiste équin, selon un

arrêt du 25 avril 1986 de la Cour d'appel de Poitiers. Cette profession n'est aucunement régulée. Toutefois, le 22 juillet 2011, par le décret L.243 du code rural du ministère de l'Agriculture, la profession est bien reconnue, sans que, malgré tout, aucun diplôme ne soit décerné par une école nationale publique. Il existe pourtant deux écoles : l'École varoise de dentisterie équine qui a fermé ses portes en 2019 et l'Institut européen des professions du cheval.
Il n'y a pas, pour le moment d'École nationale en France et donc pas de diplôme. Pour le passer, il faut avoir minimum 18 ans et être titulaire d'un baccalauréat. La formation se déroule sur 18 mois, une semaine par mois.
En Grande-Bretagne, le gouvernement, en 2000, a imposé à la British Equine Veterinary Association de prendre en main la formation des techniciens dentaires, en se fondant sur une loi datant de 1966 intitulée *Veterinary Surgeons Act*. Cette formation encadrée a lieu au Hartpury College exclusivement. Depuis 2006, une quarantaine de personnes portent alors le titre officiel d'Equine Dental Technician, le seul permettant dans ce pays d'exercer comme dentiste équin.
Les actes qu'il convient de prodiguer sont référencés par le *Veterinary Surgeons Act* de 1996.

« . Catégorie un :
- L'examen des dents ;
- Le nivellement dentaire (en excluant l'usage d'instruments mécanisés) ;
- La suppression de pointes acérées d'émail et de petites excroissances dentaires (moins de 5 mm de haut et n'impliquant pas plus de la moitié de la surface occlusale) à l'aide de râpes manuelles ;
- L'avulsion manuelle de prémolaires de laits mobiles ;
- L'enlèvement du tartre.

. Catégorie deux[7] *:*
- L'extraction de dents mobiles, y compris les incisives et les molaires, y compris les prémolaires lactéales ou les dents atteintes de lésions parodontales avancées. Cependant, l'extraction de dents ayant subi un traumatisme ne peut être pratiquée que par un vétérinaire ;
- L'avulsion de dents de loup bien en place, une fois leur croissance achevée ;
- La suppression de larges excroissances (plus de 5 mm de haut et comprenant plus de 50 % de la surface occlusale) et des excroissances de plus de 5 mm de la dent dans son ensemble ;
- Les techniques requérant l'utilisation de coupe-dents, de rabots odontriteurs et d'instruments motorisés (dont les râpes) ;
- Le traitement des dents fracturées et malades ;
- L'extraction des fragments dentaires, le meulage des dents cassées ainsi que des dents voisines.

. Catégorie trois[8] *:*
- Toutes les interventions nécessitant une incision ;
- L'extraction dentaire par la technique du repoussement ou de la buccotomie ;
- Les traitements endodontiques ;

---

[7] Une deuxième catégorie d'actes est définie comme interventions « avancées ». Elles sont du ressort de la chirurgie vétérinaire, mais, par amendement, elles ont été autorisées aux techniciens dentaires ayant satisfait à l'examen commun de la British Equine Veterinary Association et de la Veterinary Dental Association.

[8] La plupart de ces interventions nécessitent une sédation de l'équidé. Un technicien dentaire n'est pas habilité à administrer un médicament ou un tranquillisant. Il doit être assisté d'un vétérinaire pour tranquilliser l'animal. Ceci entraîne une prise de responsabilité de ce dernier quant à la suite des traitements. Sans les autres traitements médicamenteux. La dernière catégorie d'actes est du ressort exclusif du vétérinaire.

- L'orthodontie (traitement des becs de perroquet, des mâchoires de bouledogue...). »

Il semblerait qu'une autre école réside à Brighton et une au Hatpury College. Il en existerait aussi une en Belgique.
Aux USA, Dale Jeffrey ouvre une des premières écoles de dentisterie vétérinaire. Après avoir exercé cette profession pendant plus de vingt années, sans être ni vétérinaire ni dentiste, il fonde, à Glenns Ferry, dans l'Idaho, sa propre école qui deviendra, par la suite, une académie. Il s'autoproclame alors Certified Master Equine Dentist. Il publie en 1996 un livre intitulé *Horse dentistry, the theory and practice of equine dental maintenance* qui ne tarit pas d'éloges sur la formation qu'il délivre. Depuis 1999, son académie publie le *Horse dentistry & Bitting Journal*.
Il existe deux autres écoles du même type sur le sol américain : une autre à Purcellville en Virginie, l'American School of Equine Dentistry, et la dernière à Mont Pleasant dans le Michigan, la Midwest Equine Dental Academy.
Une enquête a été effectuée aux États-Unis en 2005. Elle révèle que 79 % des vétérinaires commettent des actes de chirurgie dentaire chez leurs patients. 30 % d'entre eux le font plus de 200 fois par an (Debard, 2013). Pour les vétérinaires qui ne le font pas, soit environ 21 % d'entre eux, 48 % adressent tout de même leurs patients à des techniciens dentaires équins.
En 2001 et 2006, aux USA, des vétérinaires se regroupent et constituent l'American Veterinary Dental College qui organise des congrès au succès grandissant. Les deux colloques s'articulent autour de la mise en place et de la généralisation de la dentisterie dans l'exercice quotidien des vétérinaires (Debard, 2013).
En Australie, on trouve deux établissements : celui de Thornhill, Gunnedah, New South Wales et celui ouvert par un dentiste

équin, Peter Borgdorff, école connue sous le nom d'Australian Equine Dental Practice.
Aux États-Unis, l'*American Veterinary Dental Society* est créée en 1976 (Easley, 1999). L'*European Veterinary Dental Society* est fondée en 1992, la British Association of Equine Dental Technicians, en 2001 et la *Deutsche Gesellschaft für Tierzahnheilkunde*, en 2004, quant à elle (https//:fr.wikipedia.org, 2016).

LE SCHÉMA DENTAIRE SELON TRIADAN

Hugo Triadan est né le 3 octobre 1930 à Bâle et mort le 11 octobre 1987 à Hanovre (Biogramm Triadan Hugo, 2015).
Après des études de médecine dentaire à l'Université de Bâle, à l'Université Christian Albrechts de Kiel et à l'Université de Berne, il obtient son doctorat en 1959. Il travaille dans son cabinet à Laufen dans le canton de Bâle-Campagne (anciennement canton de Berne). Il a travaillé ensuite comme assistant à Kiel avant de venir à Berne pour y devenir assistant principal. En 1966, il complète son habilitation en médecine dentaire avec un mémoire intitulé *Sur les effets secondaires parodontaux du traitement chronique à l'hydantoïne* présenté à Berne et devient professeur particulier de médecine dentaire avec une spécialisation en médecine dentaire conservatrice. En 1971, il est professeur agrégé. En 1973, il est nommé professeur ordinaire à la Faculté de médecine de Hanovre et prend la direction de la clinique de préservation des dents, de parodontologie et de dentisterie préventive. Triadan a également travaillé sur la dentisterie préventive pour les animaux à l'Université de médecine vétérinaire de Hanovre (Biogramm Triadan Hugo, 2015).
En 1972, il développe un système dentaire pour les animaux qui est depuis lors utilisé partout dans le monde. Il s'appuie pour cela sur le système dentaire humain établi par la Fédération dentaire internationale (FDI), depuis 1960 et les travaux précurseurs du professeur de l'Université de Berlin Joachim Viohl.
Un quadrant est la moitié de la mâchoire. La denture se compose de quatre quadrants numérotés de 1 à 4 (si l'on est face au patient : 1 haut à gauche, 2 haut à droite, 3 bas à droite, 4 bas à gauche). Dans le schéma proposé par la FDI, le numéro du quadrant est placé devant le numéro d'identification de la

dent (8 dents par quadrant : l'incisive centrale est la 1re et la dent de sagesse la 8e).
Exemple : la 21 est la 1re dent au milieu du quadrant 2. Face au patient, la 1re incisive centrale haute à droite. La 45 est la 2e prémolaire basse à gauche : la 5e en partant du centre à gauche quadrant 4. Les quadrants pour les dents de lait disposent d'une numérotation particulière qui s'étend de 5 à 8 : 5(1), 6(2), 7(3), 8(4).
Dans le schéma dentaire établi par Triadan, ce qui le distingue du schéma dentaire humain de la FDI, les numéros de dents sont comptés après les numéros de quadrants en commençant par le milieu vers la gorge avec un 0. Il est aussi appelé système à trois chiffres. Exemple : la première incisive supérieure droite est la 101 (un-zéro-un), la canine inférieure gauche (croc) est la 304 (trois-zéro-quatre) (Biogramm Triadan Hugo, 2015).

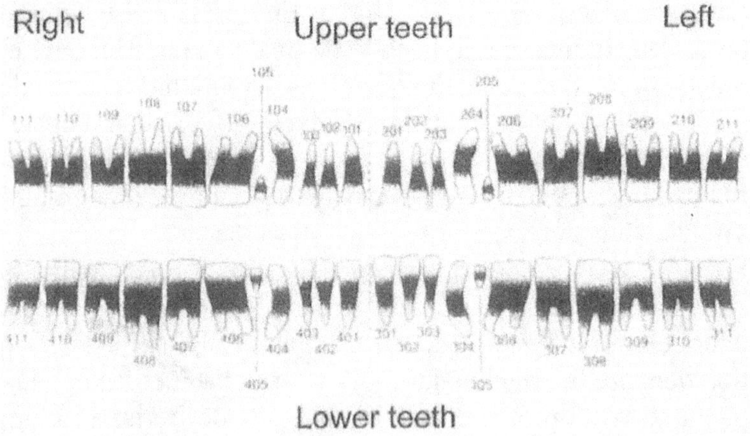

(Padraic, 2017).

Légende du schéma dentaire Triadan (schéma dentaire animal) :
Right : droite pour l'animal concerné ; Left : gauche ; Upper teeth : dents du haut ; Lower teeth : dents du bas.
Quadrant 1 en haut à gauche pour l'observateur, quadrant 2 en haut à droite, quadrant 3 en bas à droite et quadrant 4 en bas à gauche.

Pour comparaison ci-après, un schéma dentaire humain.

Quadrant 1 Dents du haut Quadrant 2

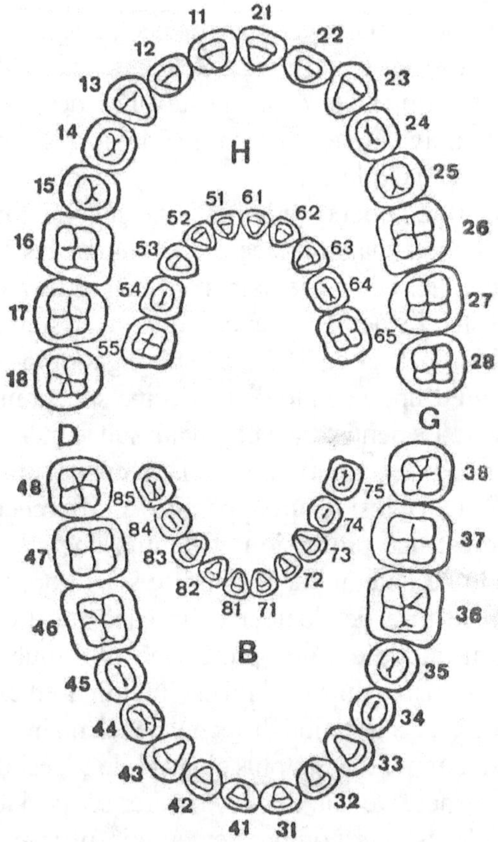

(Riaud, 2024).

Quadrant 4 Dents du bas Quadrant 3

Conclusion

La dentisterie vétérinaire est une science antique qui connaît une vraie explosion scientifique, intellectuelle et culturelle au XXe siècle. Ce qui a été ébauché lui offre des perspectives multiples et un avenir serein bien que de nombreuses choses restent à faire et à explorer.

Le parallèle entre la dentisterie humaine et celle pour les animaux est flagrant, mais un siècle d'évolution les sépare. En effet, les premières écoles dentaires ont été fondées, en France, en 1880 et 1884. Le dentiste français obtient un statut véritable avec la Loi Brouardel en 1892, avec obligation de suivre un cursus au sein d'une Faculté de médecine sanctionné à la fin par un examen. La dentisterie vétérinaire suit le même chemin : création des écoles antérieures à la reconnaissance d'une spécialité (2011). C'est ici qu'apparaît LA différence entre les deux : l'une est une profession et l'autre, une spécialité. En effet, le diplôme obtenu par le dentiste sur l'homme confère au praticien le titre de docteur et la capacité d'en faire sa profession au quotidien, une profession reconnue par l'État français, et exclusive puisqu'il lui est interdit d'en exercer une autre. Par contre, l'attestation de technicien dentaire équin n'est pas un titre reconnu, tout au plus s'agit-il de la reconnaissance d'une compétence. De fait, des vétérinaires se spécialisent dans ce domaine. Mais, leur nombre demeure insuffisant. La faute, peut-être, à une responsabilité civile identique, à une pression des propriétaires concernant leurs animaux aussi forte, mais à un risque d'accident bien réel plus l'animal est gros. Malgré tout, il est vraisemblable que ce nombre explosera le jour où un diplôme national viendra saluer cette compétence.

Aujourd'hui, nos animaux de compagnie sont suivis par les vétérinaires qui n'hésitent plus à procéder à des détartrages préventifs, à surveiller leurs dents et leurs gencives, et à effectuer des recommandations thérapeutiques, voire des prescriptions alimentaires préventives.

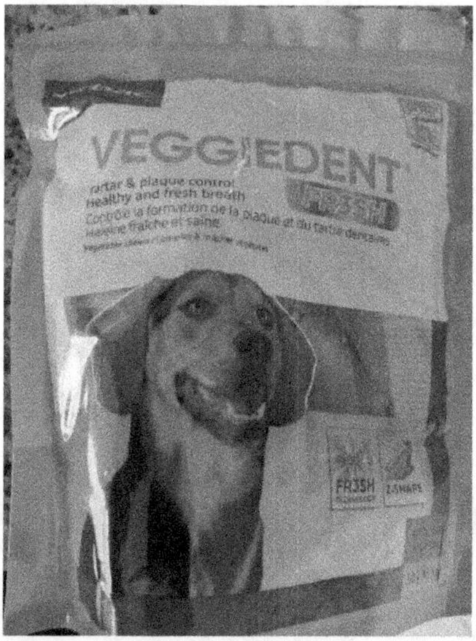

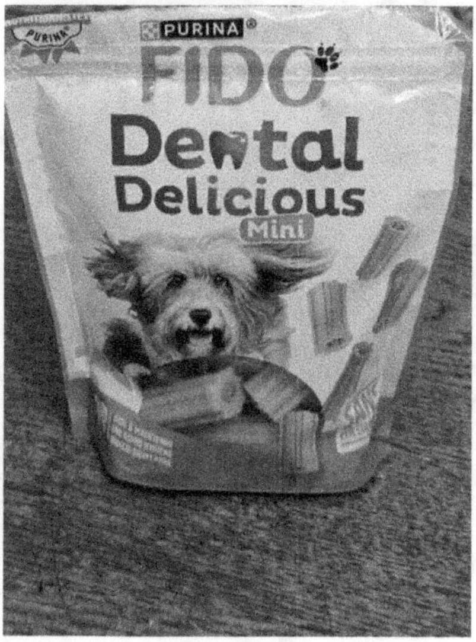

(Riaud, 2024).

Rappels chronologiques

-4500 : Domestication du cheval au Kazakhstan.

-1500 : Premier traité d'équitation *L'Art de soigner et d'entraîner les chevaux.*

-430 à -354 : Xénophon écrit *Équitation.*

-430 : Simon d'Athènes écrit *L'Art vétérinaire, étude des chevaux.*

-333 : Aristote écrit *L'histoire des animaux.*

350 à 400 : Hierocles rédige *Hippiatrica.*

400 : Le Livre VI ainsi que le Livre VII de Chiron traitent de la dentition équine.

450 : Vegetius rédige *L'Art vétérinaire*.

1000 : Ibn al Awan rédige à Séville un texte sur la dentition des chevaux.

1200 : Abu ibn Badr rédige *Le Nâçerî.*

1209 : Hassan Ibn al Ahnaf explique comment procéder à une extraction.

1250 : Jordanus Ruffus écrit *Médecine équine*.

1300 à 1400 : Publications de Giordano Rosso et Maître Albrant.

1500 : Isabelle de Castille encadre la profession de médecin équin.

1523 : John Fitzhebert publie le livre de l'Agriculture en Angleterre.

1566 : Théories équines de Blundeville.

1575 : Manual Diaz publie le *Liro de Albeiteria.*

1618 : Martin Boehme modernise l'ensemble l'enseignement vétérinaire (Debard, 2013).

1664 : Jacques de Solleysel écrit *Le Parfait Maréchal.*

1762 : Ouverture de la première école vétérinaire à Lyon.

1766 : Ouverture de l'école vétérinaire d'Alfort.

1820 : Création de la compagnie Arnold & Sons en Angleterre.

1823 : William Percivall s'insurge contre le traitement barbare des « lampas ».

1832 : Delabere Blaine décrit de manière précise la datation dentaire des chevaux.

1835 : Jean-Baptiste Girard publie le *Traité de l'âge du cheval.*

1859 : Travaux des Professeurs Günther père et fils.

1862 : Edward Mayhew centralise les savoirs concernant les pathologies équines.

1865 : Première classification des caries équines par Robert Jennings

1875 : Ouverture de la première école vétérinaire aux États-Unis.

1877 : Première publication de The American Veterinary Review.

1879 : William Clarke rédige une classification des kystes.

1889 : Hinebauch publie *Veterinary Dental Surgery.*

1889 : Le Professeur Frick crée son davier.

1892 : *To Tell the Age of Horse*, poème d'Oscar Gleason

1892 : Gourbaux et Barrier publient *The Exterior of the Horse.*

1895 : Haussman met au point son écarteur de bouche.

1898 à 1978 : Vie d'Erwin Becker, père de la dentisterie vétérinaire moderne.

1900 à 1910 : Travaux de C. D. House.

1900 : Le Professeur Liautard publie dans *The American Veterinary Review.*

1900 : W. L. Williams publie *Surgical Operations.*

1900 à 1934 : L'anesthésie se développe dans la chirurgie vétérinaire (Debard, 2013).

1906 : Classification des pathologies dentaires vétérinaires par Louis A. Merillat.

1914 : On ne compte plus que 14 écoles vétérinaires aux États-Unis.

1921 : On ne compte plus que 3 écoles vétérinaires aux États-Unis.

1923 : *Traité de thérapeutique chirurgicale des animaux domestiques* par les Docteurs Cadiot et Almy.

1931 : Travaux de Sir Franck Colyer.

1939 à 1945 : Seconde Guerre mondiale.

1941 : Naissance du dentiste équin Dale Jeffrey.

1943 : Becker met au point la râpe dentaire EQUODENT.

1952 : Chirurgie vétérinaire spéciale par le Professeur Alfred Leuthold.

1954 : Fondation de l'Association américaine des vétérinaires équins.

1961 : Fondation de l'Association vétérinaire britannique.

1970 : Le professeur Triadan ouvre une école de dentisterie vétérinaire à Berne.

1970 : Joest regroupe les découvertes de Becker dans son Livre de poche de l'anatomopathologie.

1979 : Thèse d'exercice du Docteur Gordon Baker, qui importera l'evidence-based médecine aux chevaux.

1980 : Les Drs Eisenhut et Estrada adaptent l'instrumentation rotative moderne aux animaux.

1982 : Le Dr Zetner est le premier à s'intéresser à la dentisterie des nouveaux animaux de compagnie.

1989 : Le Dr Lary Moriarity améliore les connaissances sur l'occlusion équine.

1993 : Le Dr Wolmsley remet en cause la datation des chevaux par l'usure de leurs dents.

1995 : Renaissance de la dentisterie vétérinaire.

1996 : Fondation de l'Association américaine des praticiens équins.

1996 : Encadrement de la profession de dentiste équin au Royaume-Uni.

1998 : Première publication de Clinique vétérinaire nord-américaine (Debard, 2013).

1999 : Première publication d'*Equine Dentistry* par les Docteurs Baker et Easley.

2001 : Fondation du Collège américain de dentisterie vétérinaire.

2006 : Congrès Focus on Dentistry.

2011 : Reconnaissance de la profession de dentiste équin en France (Debard, 2013).

27 décembre 2018 : Le titre de Technicien dentaire équin est enregistré au Registre national des certificats professionnels. Il impose une collaboration et une bonne entente entre les vétérinaires et les dentistes sous l'égide de la FFTDE (Fédération française des techniciens dentaires équins)-GIPSA (Groupement d'intérêt public Formation Santé animale) et du CNOV (Conseil national de l'Ordre des vétérinaires) et définit clairement les compétences de chacun. Cela nécessite désormais de suivre une formation dispensée dans un organisme agréé ou d'avoir validé une VAE (Validation des Acquis de l'Expérience).

2024 : 270 praticiens sont adhérents de la FFTDE.

Le titre de Technicien dentaire équin est délivré par la FFTDE et le SNVEL (Syndicat national des vétérinaires d'exercice libéral).

Annexes

Annexe 1 : Chez l'homme : des barbiers… aux dentistes d'aujourd'hui.

Annexe 2 : Une morsure de lion célèbre.

Annexe 3 : Première identification médico-légale avalisée par la justice.

Annexe 1
Chez l'homme :
des barbiers… aux dentistes d'aujourd'hui[9].

Jusqu'au XIIIe siècle, la pratique de la petite chirurgie était l'apanage des barbiers qui étaient également responsables de l'avulsion des dents[10].
Quelques-uns ont étudié plus particulièrement la chirurgie et ont institué une confrérie de « cireurgiens »[11].
Jean Pitard fut le Premier chirurgien de Louis IX « Saint Louis », de Philippe III « le Hardi » et de Philippe IV « le Bel ».
À sa demande, Louis IX créa autour de 1268 la confrérie de Saint-Côme et de Saint-Damien qui définissait et organisait pour la première fois le métier de chirurgien[12].
Toutefois, Pitard fit interdire en 1301, l'exercice de la chirurgie à certains barbiers, sous réserve d'être examinés par les jurés de Saint-Côme[13]. Cette ordonnance d'interdit sera renouvelée en 1311, 1331, 1352 et 1364.
En 1311, Philippe le Bel déclare que personne ne peut plus exercer la chirurgie à Paris, sans avoir reçu la *licencia operandi* du chirurgien juré du Châtelet de Paris sous peine de sanction,

---

[9] Chapitre de complément à part, références bibliographiques à part.
[10] Georges Dagen écrivait des articles d'histoire de l'art dentaire en fin de bulletin de l'Ordre. Il nous a semblé nécessaire d'agir de même pour ce qui est de ce chapitre.
[11] Boileau Étienne, *Le livre des métiers*, Paris, 1268.
Etienne Boileau (1200 ou 1210-1270) a été prévôt de Paris, de 1261 à 1271. Il a été nommé à cette fonction par le roi Louis IX.
[12] Riaud Xavier, *Chroniques odontologiques des rois de France et de la dynastie napoléonienne*, L'Harmattan (éd.), Collection Médecine à travers les siècles, Paris, 2011, pp. 281-283.
[13] Lamendin Henri, *Petites histoires de l'art dentaire d'hier et d'aujourd'hui (Anecdodontes)*, L'Harmattan (éd.), Collection Éthique médicale, Paris, 2006, p. 152.

les licenciés devant, avant d'exercer, prêter serment devant le prévôt de Paris.

En 1331, une ordonnance de Philippe VI de Valois demande aux médecins d'avoir des titres suffisants pour exercer.

En 1352, le roi Jean II « le Bon » rend une ordonnance où il exprime sa volonté de condamner toute ingérence perpétrée par des personnes non qualifiées dans le champ médical.

En 1364, Charles V demande que toutes les bannières des praticiens non pourvus de maîtrise et les affiches mensongères soient abolies[14].

En 1371, la communauté des barbiers est établie, leurs statuts ayant été approuvés par le roi Charles V. Organisée comme toutes les communautés d'arts et métiers, elle a à sa tête le Premier barbier et valet du roi qui a le pouvoir octroyé par Charles VII, à partir de 1427, d'instituer un lieutenant chargé de la surveillance du métier, assisté de quatre maîtres jurés qui procèdent à l'examen des aspirants[15].

En 1372, le même roi autorise les barbiers à faire de la petite chirurgie si elle ne se révèle pas mortelle.

En 1425, les chirurgiens obtiennent un arrêt du Parlement interdisant aux barbiers, toute pratique chirurgicale, y compris celle de l'art dentaire.

En 1484, Charles VIII retire aux femmes, le droit d'exercer la chirurgie. Tout acte de chirurgie leur est ainsi proscrit.

En 1544, François Ier crée la Faculté de chirurgie. Une nouvelle réglementation de l'exercice de l'art dentaire voit le jour.

En mai 1609, un édit réglemente la profession de dentiste en obligeant ceux-ci à obtenir le titre d'« expert » après examen.

En 1677, un décret confère le titre d'expert à certains apothicaires, mais celui-ci n'est valable que sur Paris. Il ne s'applique

---

[14] Cecconi L. J., *Notes et mémoires pour servir à l'Histoire de l'Art dentaire en France*, L'Expansion (éd.), 1959, pp. 79-90.

[15] Lunel Alexandre, *La Maison médicale du Roi*, Champ Vallon (éd.), Collection Époques, Paris, 2008, p. 29.

à la province qu'en 1730. Ceci est la cause de nombreux procès retentissants qui défrayent la chronique de l'époque.
Toutefois, les Édits royaux de mai 1699 promulgués par Louis XIV distinguent une troisième catégorie de praticiens médicaux après les médecins et les chirurgiens, celles des « experts ». Les dentateurs de toutes sortes deviennent des experts pour les dents. Ils sont soumis à l'autorité du Premier chirurgien du roi qui est le seul habilité à leur donner la permission d'exercer. Ils doivent s'acquitter de droits pour exercer.
En 1701, « dix chirurgiens sans qualité » comparaissent devant la Chambre de Police du Châtelet pour exercice illégal.
En 1728 paraît *Le Chirurgien Dentiste ou Traité des dents* de Pierre Fauchard (1677/1678-1761).
En 1740, un arrêt autorise Madeleine-Françoise Calais à exercer comme experte pour les dents en toute indépendance.
En 1741, la Faculté de médecine de Paris interdit à d'Aragon originaire de Toscane, opérateur public, le droit d'exercer sans office[16].
En 1743, Louis XV, La Peyronie et Mareschal attribuent les mêmes statuts aux chirurgiens qu'aux médecins.
Le 9 avril 1755, l'arrêt du Parlement de Paris retire aux femmes le droit d'exercer la chirurgie dentaire.
En 1768, un extrait des lettres patentes de mai concernant l'art dentaire en France édicte que pour être habilité à exercer cette spécialité, il faut avoir été reçu « dentiste-expert » par le Collège de chirurgie à la suite d'un certain nombre d'épreuves théoriques et pratiques.
Ainsi, en 1773, la Commission royale de médecine entame un procès à plusieurs ambulants à la requête de trois dentistes, dont le Sieur Trip de Versailles.
Les 2 et 17 mars 1791, une loi, dite Loi d'Allarde du nom du député qui en a été le promoteur, est votée. Elle accorde le

[16] Marandas Jacques, *L'Ordre des chirurgiens-dentistes*, Thèse Doct. Sc. Odont., Paris, 1973, p. 8.

libre exercice de toutes les professions, de tous les arts ou métiers.
Le 18 août 1792, un deuxième décret supprime les 18 Facultés de médecine existantes et les collèges de chirurgie, et ouvre ainsi la voie au charlatanisme médical[17]. Devant cet état de fait, une réglementation de la médecine et de la chirurgie voit le jour le 19 Ventôse, an XI (10 mars 1803). Pourtant, cette loi oublie l'art dentaire qui est exercé en toute liberté.
Le 23 février 1827, un arrêt de la Cour de cassation dans le procès intenté contre Marie Delpeuch, femme dentiste, rend aux femmes le droit officiel d'exercer l'art dentaire.
En 1880 s'ouvre l'École dentaire de Paris fondée par Charles Godon. En 1884, l'Institut odontotechnique de France est créé. Il devient l'École odontotechnique quelques années plus tard. En 1892, les deux écoles sont reconnues d'utilité publique.
En 1888, la Société odontologique de France est créée[18].
Ce n'est qu'en 1892, avec la loi du 30 novembre, dite Loi Brouardel[19], que survient une législation tant attendue dont voici l'intitulé exact : *« Nul ne peut exercer la profession de dentiste s'il n'est muni de diplômes de docteur en médecine ou de chirurgien-dentiste. Le diplôme de chirurgien-dentiste sera délivré par le Gouvernement français à la suite d'études organisées suivant un règlement rendu après avis du Conseil supérieur de l'Instruction publique et d'examens subis devant un établissement d'enseignement supérieur médical de l'État. »*
Le 14 août 1900, Charles Godon devient le premier président de la Fédération dentaire internationale. La même année, voit naître la Fédération dentaire nationale[20].

---

[17] Morgenstern Henri, *Les dentistes français au XIXe siècle*, L'Harmattan (éd.), Collection Médecine à travers les siècles, Paris, 2009, pp. 19, 218.
[18] Marandas Jacques, *L'Ordre des chirurgiens-dentistes*, Thèse Doct. Sc. Odont., Paris, 1973, p. 22.
[19] Cecconi L. J., *Notes et mémoires pour servir à l'Histoire…*, op. cit., 1959, pp. 79-90.
[20] Marandas Jacques, *L'Ordre des chirurgiens-dentistes*, Thèse Doct. Sc. Odont., Paris, 1973, p. 25.

En 1909, un décret porte les études dentaires à 5 ans.
En 1916, le chirurgien-dentiste militaire au sein du Service de Santé des Armées est instauré par Raymond Poincaré.
Le 21 janvier et 9 juin 1923, les assemblées générales de l'Association syndicale des syndicats dentaires de France approuvent un code moral de déontologie du chirurgien-dentiste.
Il faut attendre 1935, pour que le baccalauréat soit rendu obligatoire pour une première inscription dans une école dentaire.
Le Conseil national de l'ordre des chirurgiens-dentistes a été fondé le 24 septembre 1945, au lendemain de la Seconde Guerre mondiale[21].
Le bureau fondateur de l'Académie nationale de chirurgie dentaire est formé le 9 juillet 1956. Le Journal officiel l'officialise le 20 juillet 1956. Elle est reconnue d'utilité publique[22] en 1964.
En 1968, la loi d'orientation de l'enseignement supérieur du 12 novembre 1968 a créé les facultés de chirurgie dentaire[23].
Le doctorat en sciences odontologiques n'a été mis en place en France, qu'à partir de 1972 (loi du 24 décembre 1971 instaurée par Maurice Schumann)[24].
En 1975, les chirurgiens-dentistes signent leur première convention. En 1977, l'orthopédie dento-faciale devient une spécialité reconnue.

---

[21] Morgenstern Henri, *Les dentistes français au XIXe siècle*, L'Harmattan (éd.), Collection Médecine à travers les siècles, Paris, 2009, p. 216.
[22] www.academiedentaire.org, *Historique*, sans date, p.1.
[23] Baron Pierre, « Politique et odontologie », in *L'Information dentaire*, 08/04/2009, n° 14, p. 729.
[24] Chirurgien-dentiste avec un trait d'union. Ce n'est qu'à partir de 1971, que le chirurgien dentiste, devenu docteur en chirurgie dentaire, a perdu son trait d'union (Morgenstern Henri, *Les dentistes français…*, op. cit., 2009, p. 163).

À l'étranger, sans entrer dans le détail, trois dates fondamentales doivent être citées :
1839 : Fondation de la première école dentaire du monde, à Baltimore, USA.
1844 : Horace Wells, dentiste, découvre et utilise le protoxyde d'azote pour faire une extraction dentaire pratiquée sur lui-même à son cabinet dentaire de Hartford, USA, le 11 décembre.
1846 : Morton, dentiste, découvre l'éther sulfurique qu'il utilise à son cabinet dentaire pour extraire une dent à Eben Frost, marchand à Boston, le 30 septembre[25].

[25] Riaud Xavier, *L'influence des dentistes américains pendant la Guerre de Sécession (1861-1865)*, L'Harmattan (éd.), Collection Médecine à travers les siècles, Paris, 2006, pp. 73-75, 105.

ANNEXE 2
UNE MORSURE DE LION CÉLÈBRE

Les morsures sont des éléments étudiés régulièrement en odontologie médico-légale. Une morsure donne de nombreuses indications sur un agresseur potentiel, d'origine humaine ou non humaine, et sur les caractéristiques de sa denture (absence, encombrements, malpositions…).
Dans le cas présent, voici l'histoire d'une morsure animale célèbre.

Né le 19 mars 1813 dans une famille pauvre à Blantyre, David Livingstone doit travailler dès l'âge de dix ans dans une usine de coton. Ses qualités intellectuelles le font remarquer et lui permettent de mener des études de théologie et de médecine à l'université de Glasgow. Il travaille ensuite à Londres, où suivant l'exemple d'un autre Écossais, Robert Moffat, il rejoint la Société missionnaire de Londres et devient prêtre anglican[26].
En 1841, il est envoyé au Cap, puis au Bechuanaland (Botswana) par cette même société. En 1844, David épouse la fille de Robert Moffat, Mary, qui voyage quelque temps avec lui, malgré sa grossesse et les injonctions de sa famille. Elle finit par revenir finalement en Angleterre avec leur enfant.
À partir de 1849, il commence à explorer le Centre-Sud du continent africain. Il traverse le désert du Kalahari jusqu'au lac Ngami. Les années suivantes, il remonte le Zambèze, puis rejoint la côte atlantique, à Luanda en Angola. Il découvre les chutes du Zambèze, qu'il baptise du nom de la reine Victoria. Grâce à cette expédition, il est probablement le premier Européen à avoir traversé l'Afrique d'ouest en est.

---

[26] http://fr.wikipedia.org, *David Livingstone*, 2008, pp. 1-2.

Livingstone repart dans des conditions plus modestes en 1866, vers le lac Tanganyika en Tanzanie, dans l'espoir d'y trouver les sources du Nil. Malade et abandonné par ses porteurs, il perd alors totalement contact avec le monde extérieur. Il se retire à Ujiji, sur les bords du lac Tanganyika. Il établit, à cette époque, que le système hydrographique de la Lualaba ne fait pas partie du système hydrographique du Zambèze, comme il l'a longtemps pensé, mais il propose celui-ci pour les sources du Nil[27].

Henry Morton Stanley, financé par le journal *New York Herald* en 1869, le retrouve finalement en 1871. Leur rencontre et leurs entretiens sont inoubliables. Livingstone l'accompagne quelque temps, dans l'exploration du nord du lac Tanganyika, mais il refuse de le suivre lorsque Stanley retourne en Angleterre. Leurs routes se séparent à Unyanyembe. David Livingstone décède le 1er mai 1873, de la dysenterie sur les bords du lac Bangwelo dans l'actuelle Zambie, toujours à la recherche des sources du Nil.

À sa mort, ses indigènes ont enterré ses organes abdominaux et thoraciques sous un arbre. Ils ont momifié son corps avec du sel, réduisant sa longueur et l'emballant comme une balle de coton. Ils ont ramené sa dépouille jusqu'à Bagamoyo, au nord de Dar es Salaam, soit une équipée de 1 000 miles[28].

Le corps est acheminé par le HMS Vulture jusqu'au Zanzibar où il est demeuré un long moment au Consulat britannique avant d'être rapatrié en Angleterre.

Quand le corps arrive à Londres, l'identification se révèle difficile. Toutefois, c'est l'étude de l'humérus gauche de Livingstone, mordu près de trente ans auparavant par un lion, qui confirme son identité.

---

[27] http://fr.wikipedia.org, *David Livingstone*, 2008, pp. 1-2.

[28] Martin Vaughan, « Investigation of Livingstone's curious point », in *Vesalius*, December 2007, vol. XIII, n° 2, pp. 68-74.

Un compte rendu des découvertes post-mortem est publié dans le *Lancet* du 18 avril 1874 et plusieurs moulages en plâtre de cet humérus sont réalisés.
Dans un rapport de Livingstone publié en 1857, concernant l'attaque du lion, il dit : *« À côté du fait que le lion m'a fait éclater l'os, il m'a laissé onze blessures sur la partie haute du bras*[29]*... »*
Cette mutilation serait survenue le 7 février 1844. Livingstone retrouve la fonction de son membre endolori après un mois de convalescence.

[29] Martin Vaughan, « Investigation of Livingstone's curious point », in *Vesalius*, December 2007, vol. XIII, n° 2, pp. 68-74.

ANNEXE 3
PREMIÈRE IDENTIFICATION MÉDICO-LÉGALE AVALISÉE PAR LA JUSTICE

Le 24 décembre 1800, alors que Bonaparte se rend à l'opéra avec Joséphine, une bombe explose rue Saint-Nicaise qui lui est destinée. Le futur empereur et sa femme sont indemnes, mais 22 personnes meurent et 56 sont grièvement blessés. Bonaparte ordonne à Fouché, ministre de la Police depuis le 20 juillet 1799, d'enquêter et de trouver les coupables. L'émoi est général. En effet, une petite fille de 14 ans est décédée alors qu'elle surveillait le cheval tirant la « machine infernale ». Fouché ne dispose pas de beaucoup d'éléments. Il a l'idée originale de faire dresser un portrait-robot... du cheval qu'il remet à ses agents avec pour mission de prospecter auprès des palefreniers de la ville de Paris. Très vite, grâce à ce croquis, ils parviennent à déterminer que le cheval et la charrette ont été achetés au citoyen Lambel, marchand grainier, demeurant à Paris, rue Meslée. Ce dernier leur décrit très précisément l'acheteur. Par recoupements, Fouché conclut au complot royaliste et parvient à arrêter trois des quatre responsables de l'attentat. Cet évènement a donné lieu à ce que la Police française considère aujourd'hui comme sa première enquête scientifique[30].

---

[30] Doucet Jean-Paul, « L'attentat de la rue Saint-Nicaise », in *http://ledroitcriminel.free.fr*, pp. 1-33.

RÉFÉRENCES BIBLIOGRAPHIQUES

Baker G J & Easley J. Equine dentistry. Londres : Saunders ; 1999.

Biogramm Triadan Hugo (Memento vom 21. Juni 2015 im *Internet Archive*), Freie Universität Berlin, Fachbereich Veterinärmedizin. Abgerufen am 21. Juni 2015.

BIU Santé, Paris, 2017.

Disponible sur : < www.biusante.parisdescartes.fr > (consulté le 15.03.2017).

Blaine D. The outlines of the Veterinary Art. 2 vol. Londres : Strahan ; 1802.

Bordes LJG. Les mutilations sur des animaux domestiques en France, du XVe au XIXe siècle. Thèse de Doctorat vétérinaire, Alfort. Créteil : Université Paris-Est Créteil Val-de-Marne 2016, 120 p.

Bourgelat C., Éléments de l'art vétérinaire. Traité de la conformation extérieure du Cheval (sixième édition), Imprimerie et Librairie de Mme Huzard, Paris, 1808, 551 p.

Boyer B. Les affections dentaires chez le cheval. Thèse Doct. ENV Toulouse, 2007, 220 p.

Catalogue Jetter & Scheerer, Catalogue d'instruments chirurgicaux vétérinaires type Aesculap, Tuttlingen, 1926, 450 p.

Chuit P., Roy C. & Martin-Sisteron M. La dentisterie équine : historique et légalité des activités. Prat. Vét. Équines. 2008. 160.

Colyer JF. Variations and diseases of the teeth of animals. Londres : J. Bale & Danielsson ; 1936.

Debard C. La dentisterie vétérinaire à travers les âges. Thèse de Doctorat en Chirurgie dentaire, Lyon : Université Claude Bernard-Lyon I 2013, 50 p.

Deviosse J. Jean le Bon. Paris : Fayard ; 1985.

École varoise de dentisterie équine (EVDE), ecole-dentisterie-equine.com, Dinard, 2017.

Disponible sur : < http://www.ecole-dentisterie-equine.com> (consulté le 29.06.2017).

Easley K. Veterinary Dentistry : its origin and recent history. J. Hist. Dent. 1999 ; 47(2) : 83-5.

Giffroy JM. Le chien : un loup domestiqué pour communiquer avec l'homme. Bull. Acad. Vét. France. 2007 ; 160(5) : 343-348.

Girard FN. Traité de l'âge du cheval. 4e éd. Bruxelles : Chez Le Roux libraire ; 1834.

Guadelli Jean-Luc, « Détermination de l'âge des chevaux fossiles et établissement des classes d'âge », in *Paleo*, 1998 ; 10 : 87-93.

https//:fr.wikipedia.org, Histoire de la médecine dentaire, [en ligne]. 2016, 1-60.
Disponible sur :
<https://fr.wikipedia.org/wiki/Histoire_de_la_médecine_dentaire> (consulté le 10.03.2017).

https://kiliane-dentisterie-equine.com, *La dentisterie équine au fil du temps*, sans date.

Goubaux A & Barrier G. De l'extérieur du Cheval. Paris : Asselin & Cie ; 1884.

Guadelli JL. Détermination de l'âge des chevaux fossiles et établissement des classes d'âge. Paléo. 1998 ; 10(1) : 87-93.

Jeffrey D. World Wide Equine I. Horse Dentistry: The Theory and Practice of Equine Dental Maintenance. Idaho : World Wide Equine; 1996.

La Guérinière FR. École de cavalerie. Paris : Jacques Collombat ; 1733.

Kunkemöller I. Prof. Dr. med. vet. Erwin Becker (1898 - 1978) Leben und Werk. 2001. Th. Vet. : Hannover : 2001.

Laignel-Lavastine. Histoire de la médecine générale, de la pharmacie, de l'art dentaire et de l'art vétérinaire. 3 t. Paris : Albin Michel ; 1936-1938-1949.

Lazzerini N., Balter V., Coulon A., Tacail T., Marchina C., Lemoine M., Bayarkhuu N., Turbat T., Lepetz S. & Zazzo A., Monthly mobility inferred from isoscapes and laser ablation

strontium isotope ratios in caprine tooth enamel. Scientific Reports. 2021.
Leclainché Emmanuel, Histoire illustrée de la médecine vétérinaire, Tome I, Albin Michel (éd.), Paris, 1955.
Lewino Frédéric. Le Point de la semaine – Sciences. Le Point. 2024, 30/06/2011, p. 30.
Lyon W. E., My Opinion on Horses and Horsemanship, Charles Scribner's Sons, 1929.
Mayhew E. The Illustrated horse doctor... the various diseases to which the equine race are subjected, together with the latest mode of treatment and all the requisite prescriptions written in plain English. Londres : Allen ; 1866.
Padraic Martin Dixon, The Evolution of Horses and the Evolution of Equine Dentistry. AAEP Proceedings, 2017 ; 63 : 79-116.
Riaud X. Chroniques odontologiques des rois de France et de la dynastie napoléonienne. Paris : L'Harmattan. Coll. Médecine à travers les siècles ; 2011.
Riaud X. Quand la dent mène l'enquête… Paris : L'Harmattan. Coll. Médecine à travers les siècles ; 2008.
Riaud Xavier. Une histoire de l'Odontologie vétérinaire. Bull. Acad. Vét. France. Juillet 2017 ; 170(4) : 1-7.
Riaud Xavier, « Une dent à l'origine de la paléontologie », in *Solutions cabinet dentaire*, n° 42, janvier 2022, p. 74.
Riaud Xavier, collection privée, Nantes, 2024.
Solleysel J. Le Parfait Maréchal. Paris : Gervais Clousier ; 1664.
Tondra J. (1979), Le cheval : dictionnaire encyclopédique et pratique. Nathan, Paris, 158 p.
Vallon A., Cours d'hippologie à l'usage de MM. les officiers de l'armée. Javaud, Libraire-éditeur, Saumur, 1863, 2 tomes ; t.1, 633 p., t. 2, 734 p.

Remerciements

Il m'est essentiel de remercier mes mentors, les professeurs Simon Bérénholc et François Resche, le regretté Dr Henri Lamendin, un historien de l'art dentaire reconnu trop tôt disparu et M. Thierry Feral à qui je dois tant et tant. Sans oublier, tous ceux qui me soutiennent au quotidien dans mes travaux, voire qui y participent.
Au Dr Jean-Pierre Jégou, ancien président de l'Académie vétérinaire de France, tous mes remerciements pour m'avoir donné l'idée de rédiger un travail sur la médecine vétérinaire.
Au Dr Clément Debard pour son aide sympathique et la gentillesse de son accueil. Avec tous mes remerciements pour son aimable autorisation écrite d'utiliser sa thèse à ma convenance.
Au Pr Michel A. Germain qui me soutient en toutes circonstances pour son amitié sincère.
À ma profession dont je ne comprends pas toujours tous les tenants et aboutissants, mais que j'aime tant.
Je ne peux terminer sans dire tout l'amour que je porte à ma femme et à mes trois enfants qui illuminent ma vie comme autant de soleils.

TABLE DES MATIÈRES

Du même auteur

- *La pratique dentaire dans les camps du IIIe Reich*, Coll. « Allemagne d'hier et d'aujourd'hui », L'Harmattan (éd.), Paris, 2002.
- *Les dentistes allemands sous le IIIe Reich*, Coll. « Allemagne d'hier et d'aujourd'hui », L'Harmattan (éd.), Paris, 2005.
- *L'influence des dentistes américains pendant la guerre de Sécession (1861-1865)*, Coll. « Médecine à travers les siècles », L'Harmattan (éd.), Paris, 2006.
- *Les dentistes, détectives de l'Histoire*, Coll. « Médecine à travers les siècles », L'Harmattan (éd.), Paris, 2007.
- *Première Guerre mondiale et stomatologie : des praticiens d'exception...*, Coll. « Médecine à travers les siècles », L'Harmattan (éd.), Paris, 2008.
- *Plaidoyer pour un enseignement historique de l'Art dentaire*, Coll. « Éthique & Pratique médicale », L'Harmattan (éd.), Paris, 2008.
- *Quand la dent mène l'enquête...*, Coll. « Médecine à travers les siècles », L'Harmattan (éd.), Paris, 2008.
- *Pionniers de la chirurgie maxillo-faciale*, Coll. « Médecine à travers les siècles », L'Harmattan (éd.), Paris, 2010.
- *Histoires de la médecine bucco-dentaire*, Coll. « Médecine à travers les siècles », L'Harmattan (éd.), Paris, 2010.
- *Odontologie médico-légale : entre histoire et archéologie*, co-écrit avec le Dr Francis Janot, Coll. « Médecine à travers les siècles », L'Harmattan (éd.), Paris, 2010.
- *Dentistes héroïques de la Seconde Guerre mondiale*, Coll. « Médecine à travers les siècles », L'Harmattan (éd.), Paris, 2011.
- *Chroniques odontologiques des rois de France et de la dynastie napoléonienne*, Coll. « Médecine à travers les siècles », L'Harmattan (éd.), Paris, 2011.
- *Les dentistes américains dans la guerre de Sécession (1861-1865)*, Coll. « Médecine à travers les siècles », L'Harmattan (éd.), 2e édition, Paris, 2012.
- *Napoléon Ier et ses médecins*, Coll. « Médecine à travers les siècles », L'Harmattan (éd.), Paris, 2012, **Prix de l'AAMSSA 2012.**
- *Histoire indépendentaire*, Coll. « Médecine à travers les siècles », L'Harmattan (éd.), Paris, 2013.
- *Des dentistes qui ont fait l'Histoire...*, Coll. « Médecine à travers les siècles », L'Harmattan (éd.), Paris, 2013.
- *Odontologie médico-légale et serial killers, la dent qui en savait trop...*, coécrit avec le Dr Philippe Brousseau, Coll. « Médecine à travers les siècles », L'Harmattan (éd.), Paris, 2014.

- *Chirurgie dentaire et nazisme*, Coll. « Allemagne d'hier et d'aujourd'hui », L'Harmattan (éd.), Paris, 2015.
- *Et si la Seconde Guerre mondiale nous était racontée autrement…*, Coll. « Médecine à travers les siècles », L'Harmattan (éd.), Paris, 2015.
- *Napoléon Ier et ses dentistes*, Coll. « Médecine à travers les siècles », L'Harmattan (éd.), Paris, 2016.
- *Archéologies dentaires*, Les Éditions universitaires européennes, Sarrebruck, 2016.
- *Dent et archéologie, une expérience vécue*, Coll. « Médecine à travers les siècles », L'Harmattan (éd.), Paris, 2017.
- *Dents et espions*, Coll. « Médecine à travers les siècles », L'Harmattan (éd.), Paris, 2018.
- *Charles Godon (1854-1923) et Georges Villain (1881-1938), le maître et l'élève*, Coll. « Médecine à travers les siècles », L'Harmattan (éd.), Paris, 2018.
- *ADN, dents et maladies*, Coll. « Médecine à travers les siècles », L'Harmattan (éd.), Paris, 2019.
- *L'or dentaire des nazis*, Coll. « Médecine à travers les siècles », L'Harmattan (éd.), Paris, 2019.
- Réédition commentée du journal satirique des blessés de la face de l'hôpital du Val-de-Grâce (1917-1918), *La Greffe générale*, Coll. « Médecine à travers les siècles », L'Harmattan (éd.), Paris, 2020.
- *Carnet de voyage académicien d'un historien de la médecine*, L'Harmattan (éd.), Collection Médecine à travers les siècles, Paris, 2020, 125 p.
- *Petit manuel historique de l'odontologie du sport*, L'Harmattan (éd.), Collection Médecine à travers les siècles, Paris, 2021, 128 p.
- *Commémoration des 75 ans de l'Ordre national des Chirurgiens-dentistes, Rééditions des Bulletins de 1945*, commentée par le Dr Xavier Riaud sous la direction du président Serge Fournier, L'Harmattan (éd.), Collection Médecine à travers les siècles, Paris, 2021, 334 p.

Médaille de vermeil du Conseil national de l'Ordre des Chirurgiens-dentistes 2022.
Prix Georges Villain d'histoire de l'art dentaire 2021.
Prix « Ouvrage remarqué » de l'Académie vétérinaire de France 2022.

- *Aux origines de l'Odontologie médico-légale, Des « Sherlock Holmes » français*, L'Harmattan (éd.), Collection Médecine à travers les siècles, Paris, 2022, 127 p.
- *Dental World War Two*, Lambert Academic Publishing, 2022, Chisinau, 164 p.
- *Grands dentistes résistants – Pour la France !*, L'Harmattan (éd.), Collection Médecine à travers les siècles, Paris, 2022, 242 p.

- *Au service de l'histoire de la médecine 2006-2023*, L'Harmattan (éd.), Collection Médecine à travers les siècles, Paris, 2023, 284 p.
- *La santé de Napoléon Ier*, L'Harmattan (éd.), Collection Médecine à travers les siècles, Paris, 2023, 154 p.
- *Pr Jean-Michel Dubernard (1941-2021), un chirurgien au service de l'Homme*, co-dirigé avec le Dr Philippe Marre, L'Harmattan (éd.), Collection Médecine à travers les siècles, Paris, 2023, 236 p.
Prix Pierre-Juste Cadiot de l'Académie vétérinaire de France, 2024.
- *Cowboys, Indiens et… dentistes – Une autre façon de voir le Far West*, L'Harmattan (éd.), Collection Médecine à travers les siècles, Paris, 2024, 154 p.
- *Expérimentations nazies bucco-dentaires – Éthique médicale et histoire*, L'Harmattan (éd.), Collection Médecine à travers les siècles, Paris, 2024, 92 p.
- *Histoires de l'art dentaire. Écrits 2010-2025*, Collection Médecine à travers les siècles, 2025, 310 p.

Structures éditoriales du groupe L'Harmattan

L'Harmattan Italie
Via degli Artisti, 15
10124 Torino
harmattan.italia@gmail.com

L'Harmattan Hongrie
Kossuth l. u. 14-16.
1053 Budapest
harmattan@harmattan.hu

L'Harmattan Sénégal
10 VDN SICAP AMITIE 3
BP 45034 Dakar-Fann
direction@senharmattan.com

L'Harmattan Cameroun
Tsinga/Derrière polyclinique FECAFOOT
BP 11486 Yaoundé
Jacques.koukam@harmattan.fr

L'Harmattan Burkina Faso
Villa 281, secteur 23 623, rue 14.32
Ouagadougou
zagbie@outlook.fr

L'Harmattan Guinée
Almamya, rue KA 028 OKB Agency
BP 3470 Conakry
harmattanguinee@yahoo.fr

L'Harmattan RDC
185, avenue Nyangwe
Commune de Lingwala – Kinshasa
matangilamusadila@yahoo.fr

L'Harmattan Congo
219, avenue Nelson Mandela
BP 2874 Brazzaville
deunovmikhael@gmail.com

L'Harmattan Mali
Immeuble Mgr Jean Marie Cissé
Aci Hamadallaye
BP 145 Bamako
syllaka@yahoo.fr

L'Harmattan Togo
Djidjole – Maison Amela
face EPP BATOME
02 BP 20680 Lomé
didieramela11@gmail.com

L'Harmattan Côte d'Ivoire
Résidence Karl – Cité des Arts
Abidjan-Cocody
03 BP 1588 Abidjan
harmattan.ivoire@gmail.com

L'Harmattan Bénin
Rue 604, (Immeuble à l'entrée
de la rue UCAO- Cite de Saint-Jean)
Cotonou
stepcorpus@gmail.com

Nos librairies en France

Librairie internationale
16, rue des Écoles
75005 Paris
librairie.internationale@harmattan.fr
01 40 46 79 11
www.librairieharmattan.com

Librairie des savoirs
21, rue des Écoles
75005 Paris
librairie.sh@harmattan.fr
01 46 34 13 71
www.librairieharmattansh.com

www.ingramcontent.com/pod-product-compliance
Lightning Source LLC
La Vergne TN
LVHW051407061026
849535LV00009B/3401